植物はどんなときも私の味方！

幸せになるための ハーブレシピ

「NeRoLi herb」主宰 / 植物療法士

菅原あゆみ

JN223332

世界文化社

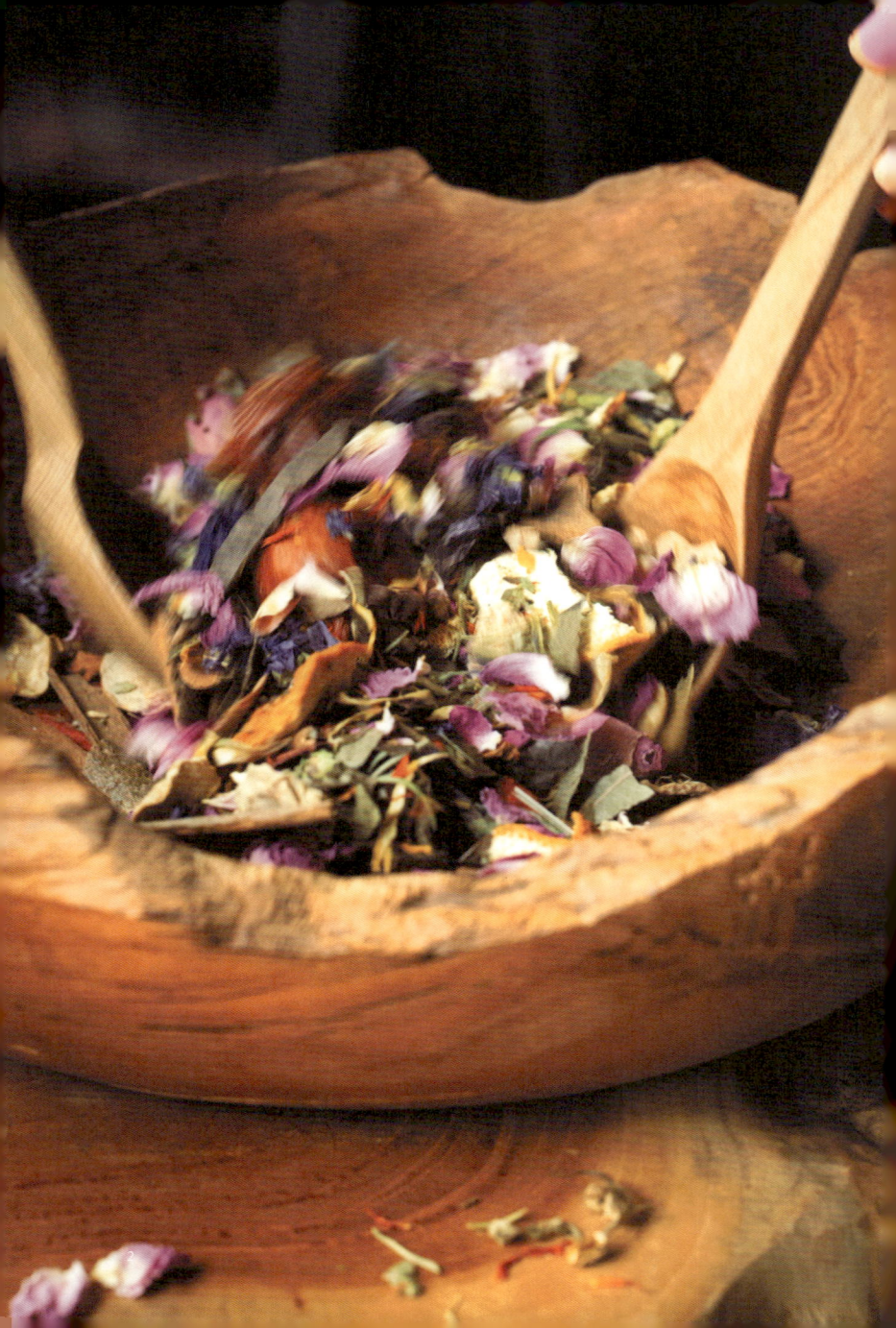

ハーブスの世界へようこそ

　はじめまして。

　「NeRoLi herb」を主宰している菅原あゆみと申します。

　東京・下北沢で 2015 年に店舗をオープンして、2024 年初冬に表参道に移転いたします。

　当初、入念なカウンセリング後、ひとりひとりの体調に合わせたブレンドティーやハーブチンキをお作りしてきましたが、みなさんのおかげで、少し忙しくなり、現在、カウンセリングブレンドは完全紹介制という形で運営（オンラインストアやカフェは通常運営）しています。

　現代は、日々、何の不調もストレスもなく生き抜くのが困難な世の中になってきました。その中で、今の環境から起きるさまざまな症状の改善や内側からの健康美容習慣として、植物やハーブの持つ力を活用したレシピをご紹介したく、今回、本書を作ることにしました。

　けれども、みなさんに植物療法士になっていただきたいとは思っていません。

　また、どっぷり植物の世界に浸かって、ナチュラル志向になってほしいわけでもありません。

　ただ、今より少しだけ植物と仲良くしていただき、あなたが抱えている不調やストレスを減らせるとしたら、素晴らしいことではないかと思うのです。

　植物は不変です。そして、私は信じています。今までもこれからも、植物は裏切らないということを……。

　この〝読む NeRoLi herb〟を通じて、植物の素晴らしさ、そしてハーブの底力を理解してもらえたら、こんなに幸せなことはありません。

第 1 章

今こそ、心とからだを癒すとき。
ごまかさない人生を！

第 2 章

自分自身をハグしてあげて！
10 のデイリールーティン

第3章

世界にひとつだけ！
キッチンコスメで心も肌も健やかに

57

PART3
Keep your mind and skin healthy
with kitchen cosmetics

3

ハーブや植物・精油を使った肌に塗布するものは
"安全安心""清潔第一"が肝心！

雑菌や異物の混入によるクラフトコスメ（本書ではキッチンコスメ）の
劣化や肌トラブルを避けるため、作る前には必ず手をよく洗いましょう。
容器や器具はエタノール消毒や煮沸消毒をしたキレイなものを使用します。
肌に合わなかったり、異常が見られるときはすぐに使用をやめ、
皮膚科専門医等へのご相談をおすすめします。

1. 作る際のまな板やボトル、容器も一度消毒をしましょう

[ボトル]

換気のよい場所で、ボトルに**無水エタノールもしくは消毒用エタノール**を少し入れて、
ふたを閉めたら容器を軽く振って、中全体に行き渡るようにします。その後エタノールを
捨てて乾かしましょう。使用後のエタノールは再利用せず、きちんと処分してください。

[クリーム容器、ビーカーなど]

ティッシュやコットンにエタノールを少量含ませ、
使用する前に容器をしっかり拭きましょう。拭き終わったら容器が乾くまで待ちます。
また、雑菌予防などの観点から、一度使用した
化粧品や香水を保存するビンやボトルは、再使用せず
毎回新品に替えたほうがよいでしょう。

2. 冷暗所に保管し、適切な期間で使い切れる分だけ作る

本書内で作ったコスメ、雑貨などは基本的に保存料や防腐剤を使わないため、
傷みやすいのが難点。基本は**1〜3週間ほどで
使い切れる分だけ作りましょう**。そして、**高温多湿を避け、
冷暗所（夏場は冷蔵庫）に保管し**、なるべく早めに使い切ってください。

> 保存期間の目安
>
> ○ 水が含まれるもの：1〜2週間程度
>
> ○ 植物油などが中心のオイル、クリーム類：3週間程度

3. 材料は品質のよいものを使いましょう

**材料は鮮度が命です。古くなった精油やキャリアオイルは酸化が進むと
肌荒れや炎症など肌トラブルの原因になるため、使わないようにしましょう。**
また、**精製水は傷みやすいため、本書では水道水を使用しています。**
もし、精製水の方がいいという人は、変更してもらって結構です。
酸化しやすいオイルなどは、冷えてから入れるなど、工夫も忘れずに！

4. 材料は正しく量り、精油の配合量・使用濃度にも気をつけて

レシピに書かれている材料は正しく量りましょう。
また、精油は原液のままでは刺激が強すぎますので、
使用量が多すぎると肌トラブルを招く可能性も。
用途や肌質に合わせて、**適切な濃度に希釈して使用**しましょう。

精油の希釈濃度

○ **ボディに使用する際は 1%以下**

○ **フェイスに使用する際は 0.1 ～ 0.5%以下**

※公益社団法人 日本アロマ環境協会（AEAJ）の希釈濃度の目安。
　ただし、これはあくまでもガイドラインであり、本書には濃度の高いレシピも掲載しています。
　使う方の肌タイプや感じ方、そのときの体調、使用部位などに応じて調整を！

5. 精油は光毒性（ひかりどくせい）があるものもあります

精油に含まれる成分が紫外線に反応し、肌についた状態で日光にあたると、
炎症や色素沈着などのトラブルを与える作用を持つものがあります。

光毒性に注意が必要な精油

**ベルガモット、オレンジビター、アンジェリカルート、クミン、
ベルガモット、グレープフルーツ、ライム、レモン　など**

※光毒性のある精油をクラフトコスメに使用する場合には日光にあたる部分に使うのは避けるか、
　光毒性の原因成分を除去した FCF（フロクマリンフリー）というタイプを使いましょう。

6. 皮膚刺激に関する注意

精油の皮膚刺激性は、その種類によって異なります。
高濃度で使うとかぶれや肌荒れの原因となるものもありますので、
その場合は、一般的な希釈濃度よりも低めの濃度に
希釈することをおすすめします。

> **皮膚刺激に注意が必要な精油**
>
> **スパイス系、柑橘系、ペパーミント、レモングラス、ユーカリ　など**

7. 肌の弱い方はパッチテストを行いましょう

精油は体調や体質によっては肌に合わず、
トラブルを引き起こす場合があります。
そのため、初めて精油を肌に使う方・敏感肌の方は、
最初は少量で様子を見ながら使用し、
できれば事前にパッチテストを行うことをおすすめします。

> **パッチテストの簡単な方法**
>
> ①植物油などで希釈した精油を少量、
> 　腕の内側などの日に当たりにくい部位に塗布し、30 分ほど置く。
> ②皮膚の状態を見て、赤みやかゆみ、
> 　炎症や腫れが生じていないかどうか確認する。

※かゆみや炎症などの異常が起きた場合は使用を中止し、すぐに水で洗い流しましょう。
　塗布した部分が汗や水などで濡れたり、こすれたりしないように！
※厳密に行う場合は、そのまま 2 日間様子を確認します。

8. 自己責任であることを忘れずに

クラフトコスメを楽しむときは、自身の判断で安全に気をつけながら
行うことが大切です。個人で作ったものを、許可なく他人に化粧品や
医薬品として販売することは法律で禁止されているのでご注意を！
本書の著者、および出版社は
クラフトコスメの使用による責任は負いかねます。

1

第 1 章

今こそ、
心とからだを癒すとき。
ごまかさない人生を！

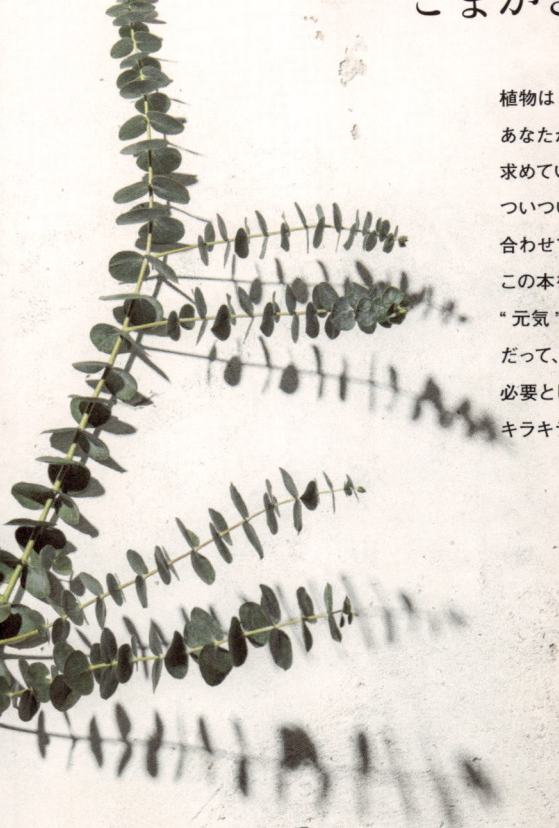

植物は「健康になる道しるべ」。
あなたが本当に
求めているものは何でしょう？
ついつい世間の流れに
合わせていませんか？
この本を手に取った方は、もっと真実の
"元気"を見極めるときなのです。
だって、本当にこの時代が
必要としているのは
キラキラと輝いている人なのですから。

幸福を与える"ハーブ"の存在を知って!

みなさん、突然ですが、ハーブティーってよく飲みますか? 一般的にハーブの香りに癒されるから飲む方や、薬効を期待して飲む方もいらっしゃると思います。

ハーブティーは植物療法のひとつではありますが、**ほかにもハーブをお酒に漬け込んで飲んだり、ハーブシロップにしたりと、ハーブを健康管理に取り入れる方法は無数に**あるんです。

少し話が変わりますが、古代エジプトでは記録に残っているだけでも、700種類のハーブが栽培・使用されていました。インドではアーユルヴェーダとして紀元前3000

年から植物療法として使用されていたそうです。中国では中国漢方に、日本では和漢に煎じ薬として使われてきていて、植物は長年人間と寄り添ってきました。

たとえ、砂漠でも植物は存在しています。例えば、ローゼル（ハイビスカスローゼル）という植物は、歴史的には、古代インドやエジプトの王家では不老長寿の秘薬とされ、女性の美容には欠かせないものでした。先人もローゼルを煎じる、泥（クレイ）と混ぜるなどして使ってきたそうですが、現代になって、残念ながらそのように植物を日常に取り入れる機会が減ってきています。

野菜やハーブなど、植物の中で薬効が期待されるものを"ハーブス"といいます。ハーブスには栄養素を含んだ野菜のほか、香り成分の精油も含まれます。ですから、抗酸化作用のある β - カロテンの豊富なにんじんだってハーブスですし、血行促進や抗炎症作用で知られるローズマリーの精油だってハーブスなんです。

これらの**ハーブスを「飲む・食べる」「香る」「塗る」な**どとして根本から生活を見直すことで、**本質的な体質改善につながり、**その先に、結果が見えてきます。

健康は1日で出来上がるものではありません。でも、3カ月続ければ、何かしらの変化を感じるはずです。

決して難しいことではありません。一度覚えれば、一生使えるセルフケアになるのです。

今日から、生活に少しずつハーブスを取り入れてみませんか？

ハーブスができるのは未病の対処までと心得て！

「NeRoLi herb」でよく聞かれることがあります。

「母ががんになりました。手術をせずにどうにかなりませんか？」

「卵巣嚢腫になったのですが、手術すべきですか？」

私は「医師に相談のもと、従ってください」と応えます。

ハーブスは、すでに罹ってしまった病気を治すものではありません。本来は病気になる手前の段階でからだのSOSを聞き、自らの免疫力を上げることができるのがハーブスの力なのです。

私がアドバイスできることとしては、**「原点回帰」しかありません。稲が、よい種籾を育て苗を植え、水をあげて、**

豊かな土壌で育っていくように、健康もそれと同じ。よい種と育て方が重要なのです。

なぜ不調や痛みが起きたのか、口から入れていたものは本来正しいものだったのかを、立ち止まって考えてみてほしいのです。好きなものだけ食べていなかったか？　苦手な野菜を避けていなかったか？　運動不足にはなっていなかったか？　今一度、考えてほしいのです。

その不調は、からだからのメッセージであり、もしかするとあなたが変わるチャンスかもしれません。

戦後、日本人の日常的な食生活は変化し、西洋の食物である肉やパン、乳製品が入ってきました。全国学校給食制度で、温かい料理と一緒に牛乳とパンが出されるようになったため、若い世代の食べ物の好みの時代的な変化は学校給食によるものだと思っています。1970年代には、洋食レストランやファーストフードが都市に住む日本人の食習慣をさらに変化させました。

日本では右肩上がりでがんが増えています。それは「仕方ない」ことではなく、なぜなのか？　そして、罹らないためには、何をするべきなのか？

私がみなさんに声を大にして言いたいのは「今よりちょっとだけ面倒くさいことを行いましょう」ということです。ハーブティーを飲むだけでもいいので、自分に手をかけてあげましょう。

イギリスでの
ホームステイで
学んだこと

　小学生のときに初めて渡英して以来、頻繁にホームステイ先を訪れていました。

　そこはとても裕福なご家庭で、お手伝いさんの中にたまたま植物療法士の方がいました。今考えると、ここが私の原点。ホームステイ先で、植物についていろいろと学ばせていただきました。

　お手伝いさんは、**家族のためにここまでは植物でケアしてあげて、ここからは病院に行ってもらうと決めている**優秀な方でした。リネンウォーターも植物で作り、家中、自然のいい香りがしていたことを覚えています。

　当時、イギリスでは、からだが弱いということや病気になるということは少し恥ずかしいことでもあるかのように健康に気をつけていて、日常で必ずハーブティーを飲んで

いました。何もしていないように見せて、実はからだのことには人一倍、気を遣う……それがイギリス人でした。

　私の家でも、母は植物療法を中心に私を育ててくれました。中学生までおやつも飲むものもハーブ中心の手作りでした。周りの友人たちは既製のおやつやジュースを飲んでいて、うらやましかったことを覚えています。しかし、今となっては母にも感謝です。

　そのせいか、今でも私は外食があまり好きではありません。もちろん、コンビニエンスストアにもほとんど行きません。自宅で使う野菜はできるだけオーガニックにこだわり、塩麹、ケチャップなどの調味料を手作りし、自宅にあるものでパパッと料理しています。

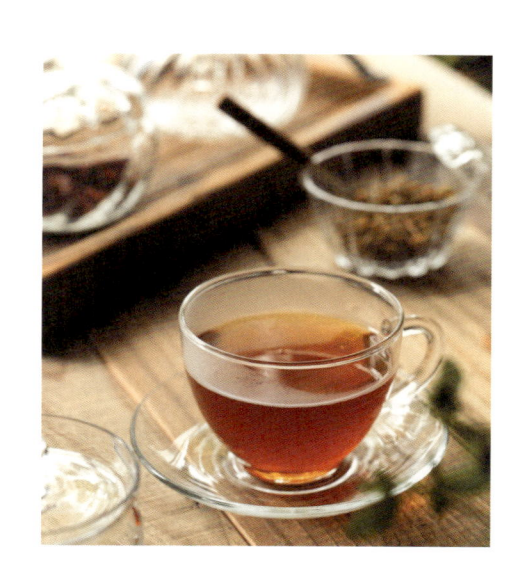

自分自身をごまかしている人が急増しているワケ

　人間は、"しんどい"という感覚で疲労を自覚するものです。十分な休息をとり、元の健康な状態に回復すればいいのですが、ときに自律神経の乱れなどから「まだまだいける」と自分自身をごまかし、無理をしている人が多いように思います。「NeRoLi herb」のカウンセリングにいらっしゃるお客様の中にもこのような **「ごまかしタイプ」** が多いです。

　「休みたいけど、休めない」という人も多数だとは思いますが、からだのSOSを無視して働き続けると、からだの中の細胞の傷が修復できなくなり、心筋梗塞や脳血管障害などの深刻な事態に陥ることもあります。

加えて、長期間にわたってストレスがからだにかかると、次第に細胞などの免疫力が低下して、ウイルスなどに対する抵抗力が弱くなり、それが大病へとつながってしまう可能性もあるのです。

　まず、パソコンやスマホを最低でも寝る2時間前には切りましょう。仕事や家事はその場で手放して、どんなに仕事が残っていても「明日の朝に回そう」と自分自身に約束してください。たまに、寝ていても明日の仕事が夢に出てくると嘆く仕事魔の人もいますが、それならば、すべてを投げ出して、翌日、朝早く起きて取り組む方がまだマシでしょう。

　自分の時間をマネジメントして、自分が思うように人生をコントロールできるようにしていきましょう。時間管理ができずダラダラと過ごすことで、そのまま一生を終えることもなりかねません。そんな人生は幸せでしょうか。

　その日のうちに疲れを取って、翌日までに回復させるために、食事・入浴・睡眠を意識することはもちろんですが、まずはもっと自分をいたわり、許し、愛してあげることを心がけてほしいのです。

　私はお客様に、**自身のからだをハグしながら、「よく頑張ったね、私」「このからだ、お疲れ様」と言って**ほめてあげてね、とよくお伝えします。これらの言葉をからだに伝えてあげることで、脳とからだが一致するような感覚に陥って、自然とリラックスできるはずです。

人にとって全身の巡りが重要な理由

　血液には全身に酸素や栄養を届ける役割があります。

　しかし、血液が汚れるとスムーズに流れず、全身の細胞は酸素不足や栄養不足の状態に陥ります。そうなると風邪を引きやすくなったり、病気になりやすいからだになってしまいます。これがひどくなると、動脈硬化や高血圧などの生活習慣病など、全身にさまざまな症状が現れますが、これらの多くの原因は汚れた血液にあります。

　良質な血液を作るために腸をキレイにし、キレイな血液を全身に巡らせることが最も大事なことです。便秘などの腸の不調は、むくみや肩こり、頭痛などといった症状を引き起こし、全身の不調のもとになります。

　このように、生きる上で大切な役割を担っている血液で

すから、血の巡りが悪くなってしまうと、不調が起きるの
は当然のことなのです。

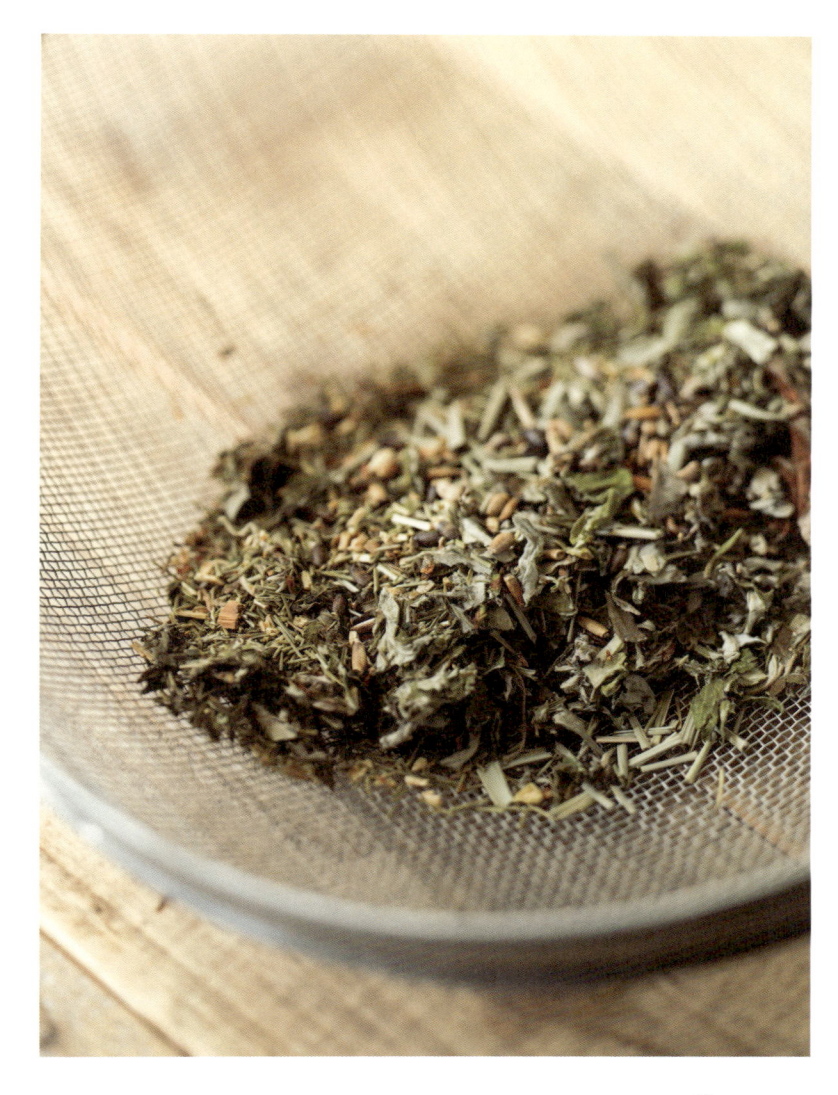

発した言葉を明日への活力に！

　みなさんは「言霊」って信じますか？　ある辞典には「古代日本で、言葉に宿っていると信じられていた不思議な力」と書いてありました。

　ただ、私はスピリチュアル的な意味でお話ししているわけではなく、口に出す言葉や**日頃の習慣は、自分の心やからだを良くも悪くするよ、と言いたいのです。**

　例えば「あ〜ぁ、だるい」を口癖にしている人は、人間像も暗くなんとなくだらしないような、疲れた人に見えることはありませんか？

　逆に、ポジティブな言葉を発する方は明るく元気で素敵

に見えます。

　ですから、体力や気力をすっかり使い切った状態を表す「疲れた」を普段、口にしていると、心身に影響が及ぶ可能性もあるので、その言葉そのものを意識的にプラスのものへと変えていくことができれば、疲労感も軽減することができるのではないかと思います。

　「今日も疲れた」を「今日も頑張った」に変えてポジティブな表現にしてみてはどうでしょうか。一気に、明るい日常に変わりませんか？　前向きな言葉を選んで話すことで、元気なエネルギーが宿ります。

　そのエネルギーによって行動も変わってくるため、すべてが好循環になっていくのです。

　ハーブの葉の香りをかいで、いい匂いと思うだけで幸せになるように、あなたの発言ひとつで、ポジティブな人がどんどん周りに増えて、波動を上げることができると思うのです。

　本当に些細なことに感じますが、毎日の口癖を、少しプラスの言い方に変えるだけで、生活にきっと変化や彩りが生まれますよ。

　どんな言葉を発するか——言葉の選択によって脳への影響は大きいよ、と私は思います。

西洋医学と植物療法の違いって何だろう？

　一般的に出回っている西洋医学と植物療法（ハーブ療法含め、漢方、アーユルヴェーダなど）は、先にも述べたようにからだへのアプローチが異なります。

　西洋医学は投薬や手術といった方法で、からだの悪い部分を直接的に治療していくので、緊急性のある疾患に対して、すぐ対処でき、即効性があります。

　一方、植物療法では症状の発生部位にアプローチするものも一部ありますが、どちらかというと体質にアプローチして根本から改善を目指します。そして、ひとつの症状だけではなく、同時にいくつもの症状を正常へと導くもので

もあります。

　また、副作用が起きる可能性が西洋医学に比べて少ない（まったく副作用がないわけではありません）のも特徴です。そして、病気を未然に防ぐために、日頃から疲れを溜めず抵抗力をつけておくという予防医学的な考えが植物療法なのです。

　どちらが良いとか悪いということではなく、個人個人の状態に合わせて選んでいくことが大切です。

　西洋の薬は人工的に化学調合された物質がほとんどで、その多くはひとつの成分で構成されており、疾患や症状に強い薬理作用を示しますが、植物療法では天然の生薬を使います。

　例えば、精油ひとつにしても、数十〜数百種類以上もの天然の有機化合物が集まっています。女性が大好きなローズには、フラボノイド、タンニン、ビタミンＣなどの成分が含まれ、主な芳香成分にはシトロネロールなどがあります。そのため、ひとつの薬方で不妊、PMS、月経痛の問題から、下痢を抑えたり、口内炎やのどの炎症を抑える作用も期待されます。

　ただし、病気の原因が特定でき、手術が必要な場合、緊急を要する重症の感染症などの場合には、一般的に西洋医学のほうが適していると言えます。

ストレスは敵か？
軽いストレスは
からだに良薬

現代社会を生きていく上で、ストレスを完全に回避するのは難しくなっています。特に女性は、仕事への適合性であったり、仕事と育児の両立、パートナーとの不和、セルフコントロールができないなどの悩みから、不調を感じ「NeRoLi herb」のカウンセリングにいらっしゃる方も多いように思います。

「しょうがないよね」と放置するのは本当に危険。気持ちが沈んで憂うつな気持ち、イライラする、息苦しさがある、なかなか寝付けない、はからだからのSOSなのです。それを無視し続けると、精神が不安定になったり、大病を

患う恐れもあります。

　ストレスが溜まったあなたのからだは、戦闘モード。ストレスで交感神経が刺激され、副腎髄質からアドレナリンの分泌が促されています。その戦闘モードを穏やかにするためにハーブティー（P36〜41）を飲むことが大事だと私は思います。お店では、1日の水分の一部をハーブティーに切り替えて、常にからだを巡っている状態に保つことが重要とお伝えしています。

　そのため最低でも1日350mL、通常では500〜750mLを、1日で飲みきるペースをおすすめしています。ハーブティーは基本的にカフェインレス（マテ以外）なので、夜に飲んでも大丈夫。

　ハーブティーの成分がからだに効果をもたらすことはもちろん、その芳香成分は自律神経のバランスを正常に戻し、交感神経優位の緊張状態から副交感神経優位のリラックス状態へと切り替えます。

　ただ、ストレスは悪かというと、実は良いストレスもあります。例えば、新しいことを始めてみる、手芸に熱中する、筋トレをするなど、少々の負荷は**変化に向けてのギアが入り、エネルギーやバイタリティを与えてくれるので、休息とともに取り入れれば、からだには良薬です。**うまくストレスと付き合いながら、しっかり休息を取る方法を、一度立ち止まって考えましょう。

ハーブティーでからだや心のサポートを！

　ハーブの薬効を実感するためには日常の生活に取り入れることが最も大事です。とはいえ、薬用植物の持つ自然の成分は、すぐには実感を得られません。

　ハーブティーの成分をより効率的にからだに取り入れるためには、1日の水分の一部をハーブティーに切り替えて、自分に合った薬効が常にからだを巡っている状態に保つことが重要です。

　ハーブに含まれるタンニンやフラボノイドといった抗酸化成分は通常、セルロースでできた植物の細胞壁の中に閉じ込められています。加熱することで初めて溶けだすため、抗酸化作用はすり潰したものよりも煮汁の方がはるかに強いのです。

ですので容器にカレースプーン 2 〜 3 杯のハーブを入れてお湯を 500 〜 750mL 注ぎ、10 分程度置いて、粗熱がとれたら冷蔵保存してください。1 〜 2 日で飲みきるペースをおすすめしています。少なくとも 3 カ月は飲み続けることが重要です。毎日の水分補給をハーブティーに変えるだけで、健康、美容、そして心のケアの一部に役立つはずです。

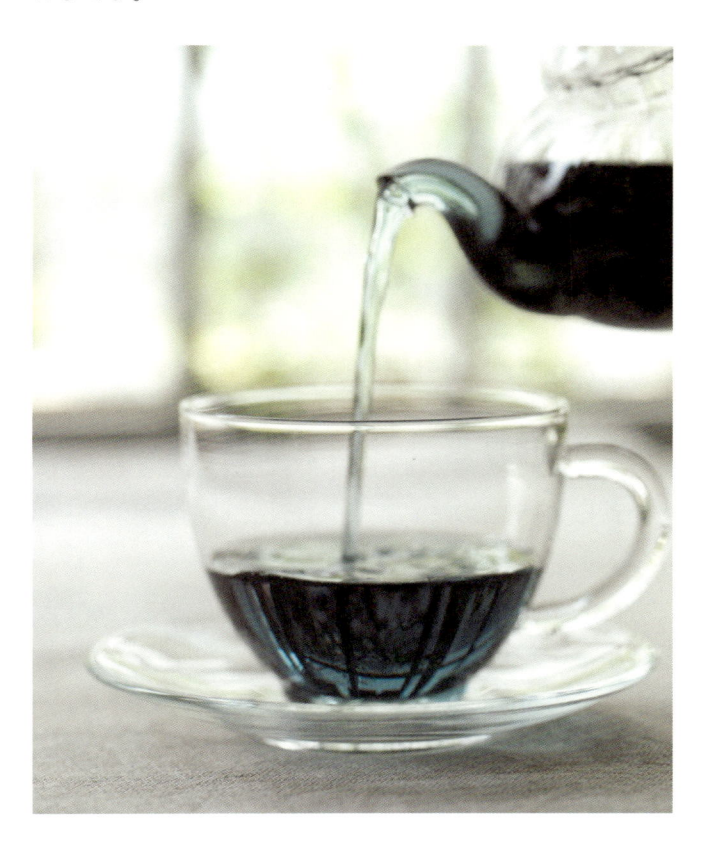

自分の機嫌を取ってあげる癖をつけましょう！

外からの情報を脳へ伝える「嗅覚・触覚・視覚・味覚・聴覚」のうち、大脳辺縁系にストレートに伝わるのは嗅覚だけです。香りの情報は大脳辺縁系に伝わることで、感情が生まれ、すぐに視床下部へと伝わっていきます。

つまり好みの香りを嗅ぐと、頭で考えるより先に、いい気分になったり、リラックスできたり、元気が出たりするのです。ですから、現代を生きる女性には、精油の芳香効果を大いに利用してほしいと思っています。

例えば、「上司に理不尽に怒られたとき」や、「彼氏や夫に約束や予定を破られたとき」などはイライラして気分が

悪くなる一方です。

　そんなときは、精油でできた「マイフレグランス」(P92)をたっぷり振りかけて深呼吸を。これは脳へのサプリメントになります。

　いちばん簡単なのは、52ページのように香りを吸引すること。香りの成分を鼻から取り入れることで、微量ではあるものの鼻や喉の粘膜からも吸収され、血管へと入ります。　また一部は気管を通って肺に入り、肺の奥にある肺胞から毛細血管へと入ります。血液の流れにのって全身のさまざまな組織へと運ばれて効果が発揮されるので、全身のリラックスも期待できます。

　特にカモミールやラベンダーなどの精油はストレスで高くなった心拍数を下げることや、緊張で活発になる交感神経の過剰な動きを落ち着かせることにも期待できるので、穏やかな気分へと誘ってくれます。

　そう、精油は自分自身の機嫌を取って、どんなときも穏やかでいられる力を与えてくれるものなのです。「イライラさせられていたけれど、それは人生の浪費だったわ！」と心で唱えながら、笑顔を返せる女性になりましょう。

面倒くさい植物療法を長く続けるために

　人間は怠け心を持っています。私も働きすぎると何事も面倒くさくなって、すぐに寝てしまうことも。でも、からだの声を聞いてそう判断したのなら、それでもいいと思うんです。

　ただひとつ、私が言いたいのは、面倒なことこそあなたのポテンシャルを伸ばす、あとひと息だということです。

「植物療法なんて面倒なことしたくないな」
「ハーブティーよりもコーヒーを飲みたいよ」

　そういうときもがあってもいいと思うんです。ですが、本書を手に取った方たちは、きっと**「今の自分自身のから**

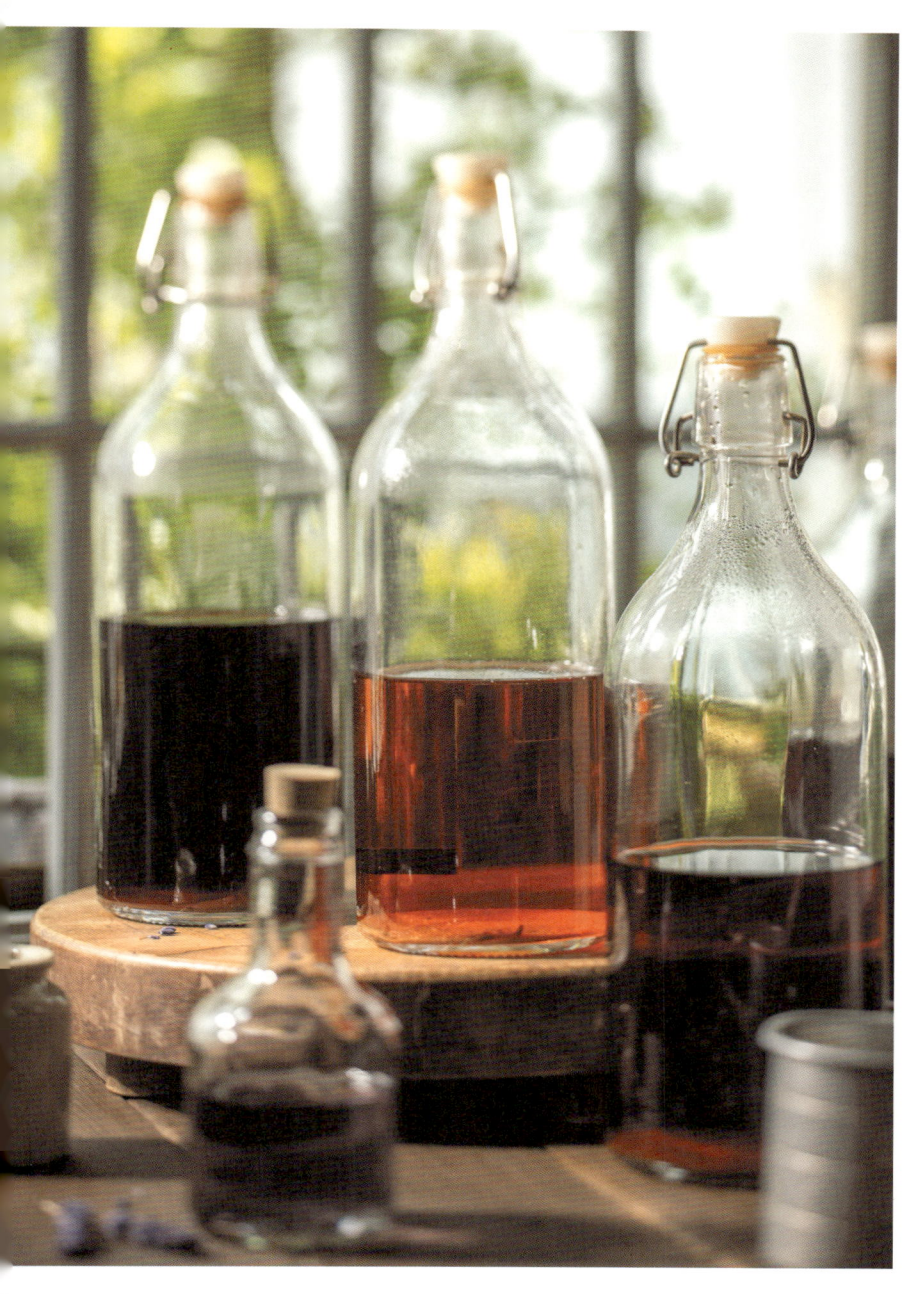

だやマインドを変えたい」、または「今まで何をやっても変わらなかった」という方々が多いはずです。

　一度植物療法が面倒だと思えば、いつの間にか時間が過ぎて、やらないまま終わってしまうと思います。それではもったいない！と、1日のうちに"どうせ"やることに組み込んでみてはいかがでしょうか？

　「どうせお酒を飲むならば、ビールじゃなくハーブチンキのソーダ割りにしよう」

　「どうせお風呂に入るならば、ハーブの出がらしを入浴剤として入れよう」でいいと思うんです。

　普段やっていることに、植物を少し組み込む練習を試してみてください。

　また、植物を1日のルーティンにしてもいいと思います。

　「朝起きたら、大量のハーブティーを作って、冷やしておく」でもよし。

　「週末にまとめてキッチンコスメを作る」でもよし。

　自分で決めたことを日々続けることで、次へのモチベーションにつながります。もちろん、いつも通りできなかった場合には、「翌日にやろう」でもいいと思うんです。柔軟に調整することでストレスなくできますから、まずはルーティン化しようと思う事柄を書き出して、簡単なスケジュールや手順を決めてみてはいかがでしょうか？

2

第 2 章

自分自身を
ハグしてあげて！
10 のデイリー
ルーティン

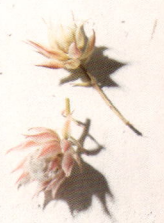

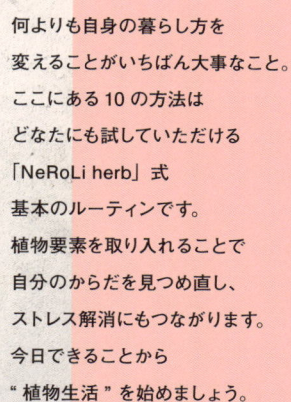

何よりも自身の暮らし方を
変えることがいちばん大事なこと。
ここにある 10 の方法は
どなたにも試していただける
「NeRoLi herb」式
基本のルーティンです。
植物要素を取り入れることで
自分のからだを見つめ直し、
ストレス解消にもつながります。
今日できることから
"植物生活"を始めましょう。

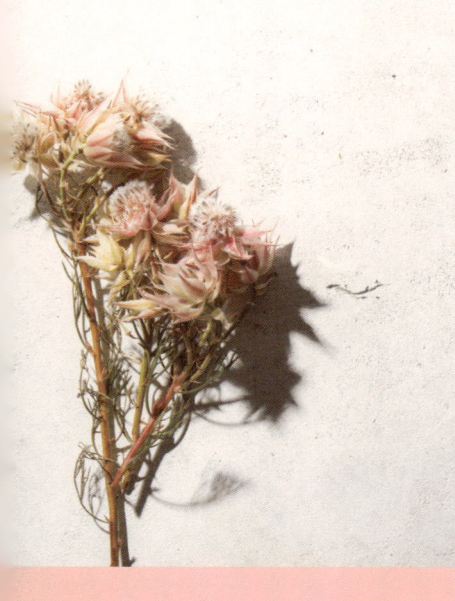

　ハーブティーの薬用植物の成分をより効率的に
からだに取り入れるためには、1日の水分の一部
をハーブティーに切り替えて、常にからだを巡っ
ている状態を保つことが重要です。

　先述のとおり、ハーブに含まれる抗酸化成分は、
通常、セルロースでできた植物細胞の中に閉じ込
められており、**加熱することで初めて溶けだすた
め、抗酸化物質はすり潰したものよりも煮汁の方
がはるかに強い**のです。

　そのためカレースプーン2〜3杯のハーブを入
れてお湯を500〜750mL注ぎ、10分程度おい
て、粗熱がとれたら冷蔵保存。1〜2日で飲み
きるペースをおすすめします。そして、少なくて
も3カ月は飲み続けることが重要です。

　**毎日の水分補給にハーブティーをプラスするこ
とで健康、美容、そして心のケアに役立ち、早い
人は1週間で、遅くとも1カ月過ぎると、から
だに変化があるかもしれません。**

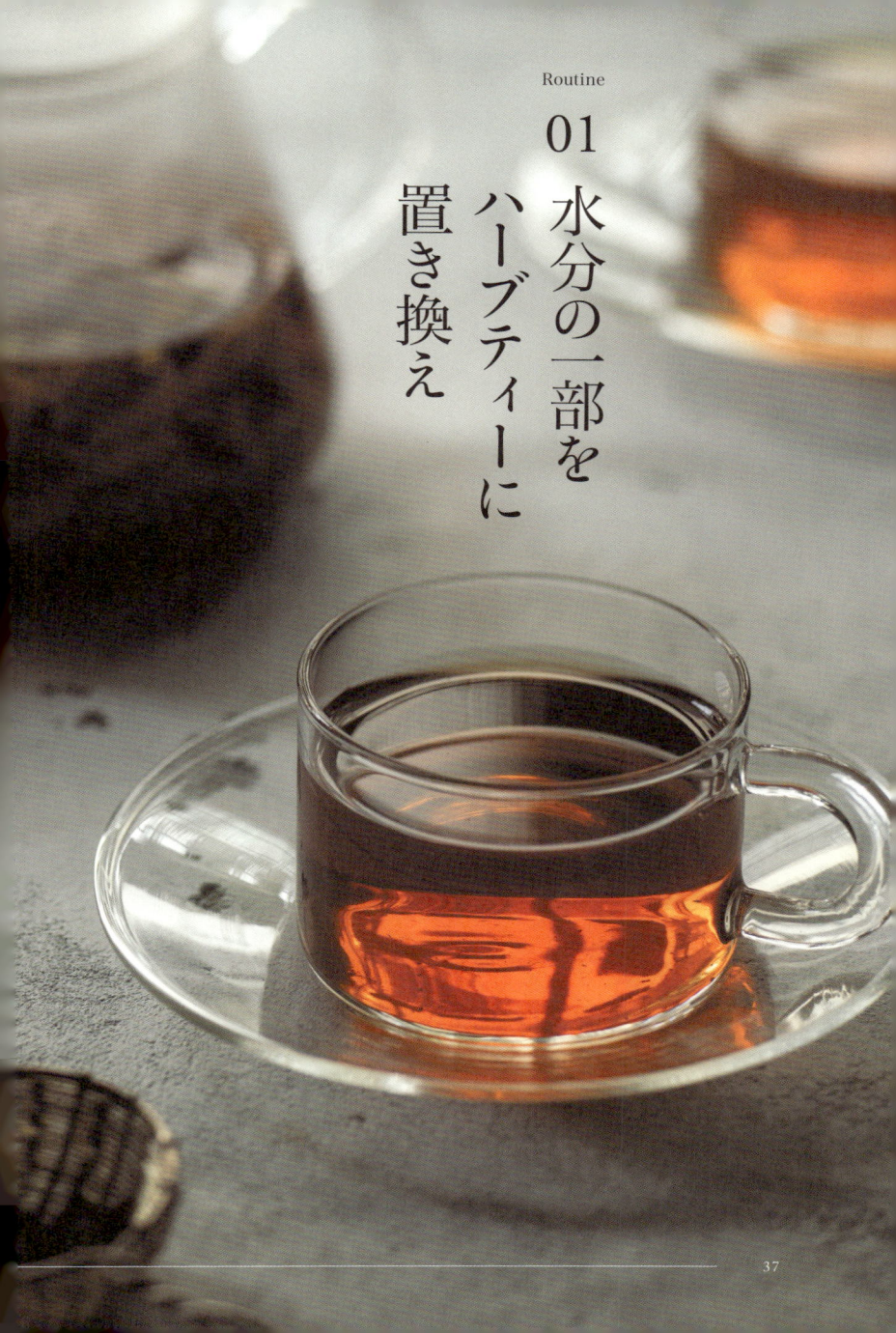

01

水分の一部を
ハーブティーに
置き換え

○ 基本の作り方

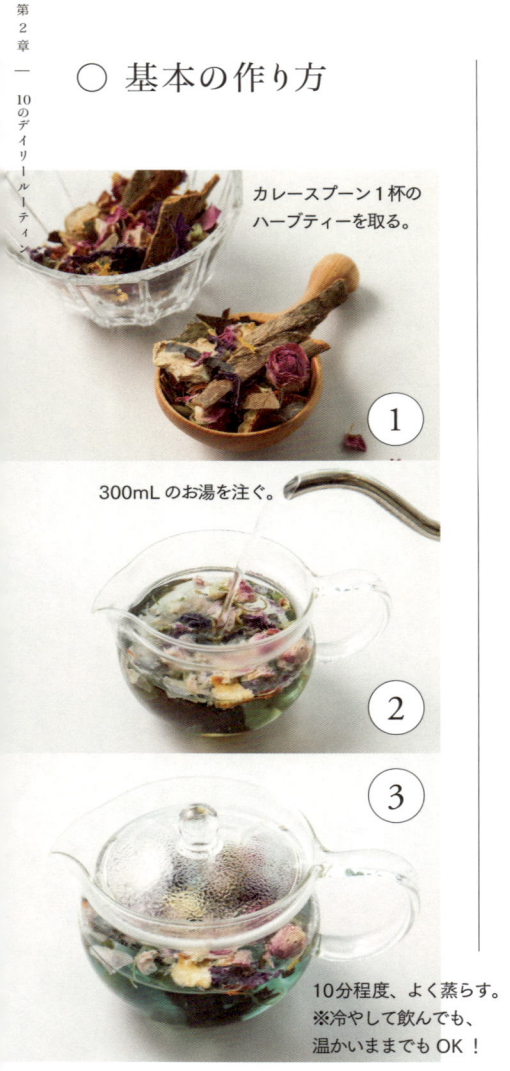

カレースプーン１杯の
ハーブティーを取る。

①

300mL のお湯を注ぐ。

②

③

10分程度、よく蒸らす。
※冷やして飲んでも、
温かいままでも OK！

○ より効果的な 飲み方は……

常にからだの中をハーブティーが巡っていてほしいのです。カレースプーン２〜３杯のハーブに 500 〜 750mL のお湯を注ぎ、10 分程度蒸らします。粗熱がとれたら、**冷蔵庫で保存**を。温かくして飲みたい場合はカップに入れてレンジなどで温めて。

POINT

ハーブティーを保存する際は、**購入時のパッケージで保存する**、ジッパー付き保存袋に入れるなど、**できるだけ空気に触れないようにする**ことも忘れずに

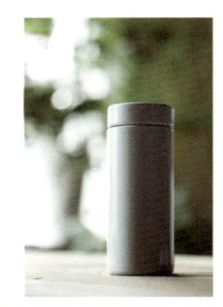

タンブラーに入れて持ち歩けば、保温や保冷性が保たれ、いつでもどこでもハーブティーと一緒に過ごせます。

使い終わったハーブティーの**出がらしは凍らせて**おき、２〜３回分溜まったら、浴槽のお湯に入れるだけで即席のハーバルバスに。ハーブがもたらす効果で心地よくリラックスして、快適なバスタイムを過ごせますよ。

女性のためのハーブティー①

ウーマンズブレンド

女性のリズムの調整、妊活、精神安定、安眠に期待

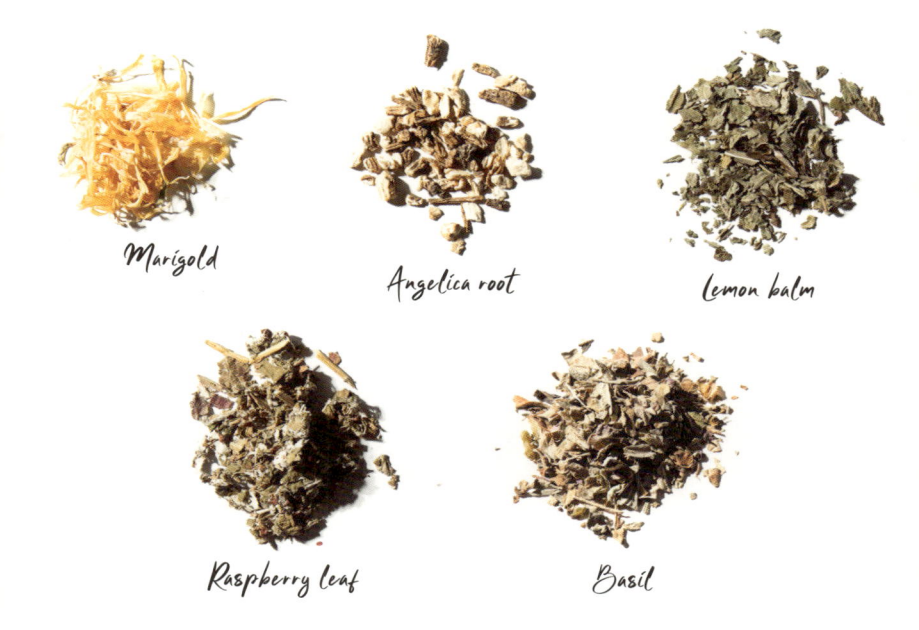

Marigold

Angelica root

lemon balm

Raspberry leaf

Basil

○ 材料（1日分・使用するのはドライハーブ）

マリーゴールド … 1g

アンジェリカルート … 1g

バジル … 1g

レモンバーム … 1g

ラズベリーリーフ … 1g

女性特有のリズムを整え、いつも前向きな心のスイッチに。
リズムの乱れを感じたからだは、バランスを取るように全力で働いています。
ハーブティーを飲んで、心身をいたわる時間に！

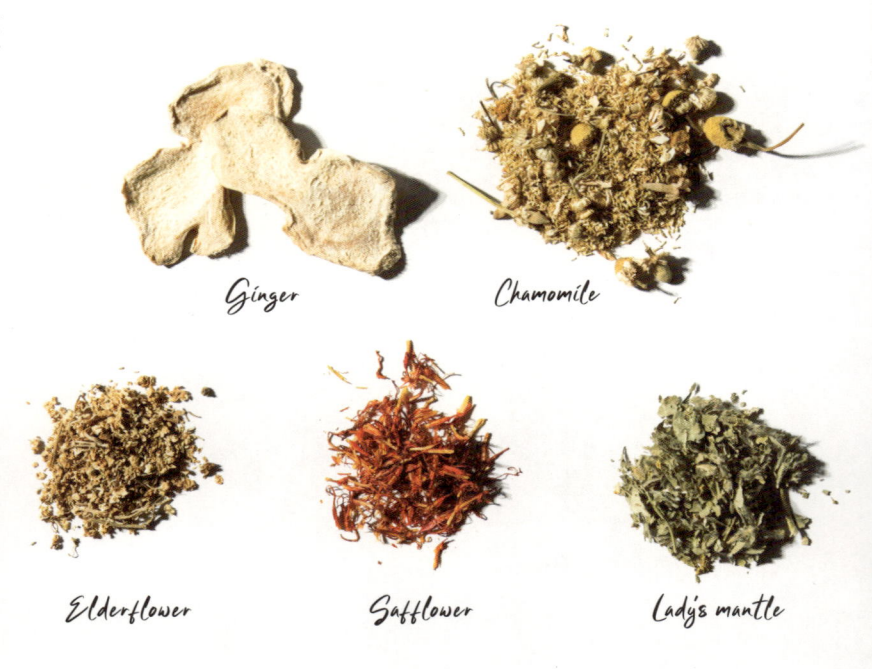

女性のためのハーブティー②

ポカポカブレンド

血行促進、保温、安眠などのために

Ginger

Chamomile

Elderflower

Safflower

Lady's mantle

○ 材料 (1日分・使用するのはドライハーブ)

ジンジャー … 2g

カモミール … 2g

エルダーフラワー … 1g

サフラワー … 1g

レディースマントル … 1g

平熱が36度以下だったりからだが冷えて苦痛に感じていたりするなら、それは冷え性です。
特に現代女性は睡眠不足、ストレスなど、さまざまな影響によって肩こりや頭痛、月経不順や
腹痛などになる傾向にあります。冷えは万病のもと。今すぐ温かいハーブティーを飲んで。

女性のためのハーブティー③

おやすみブレンド

快眠、鎮静作用、不安緩和、誘眠を促す

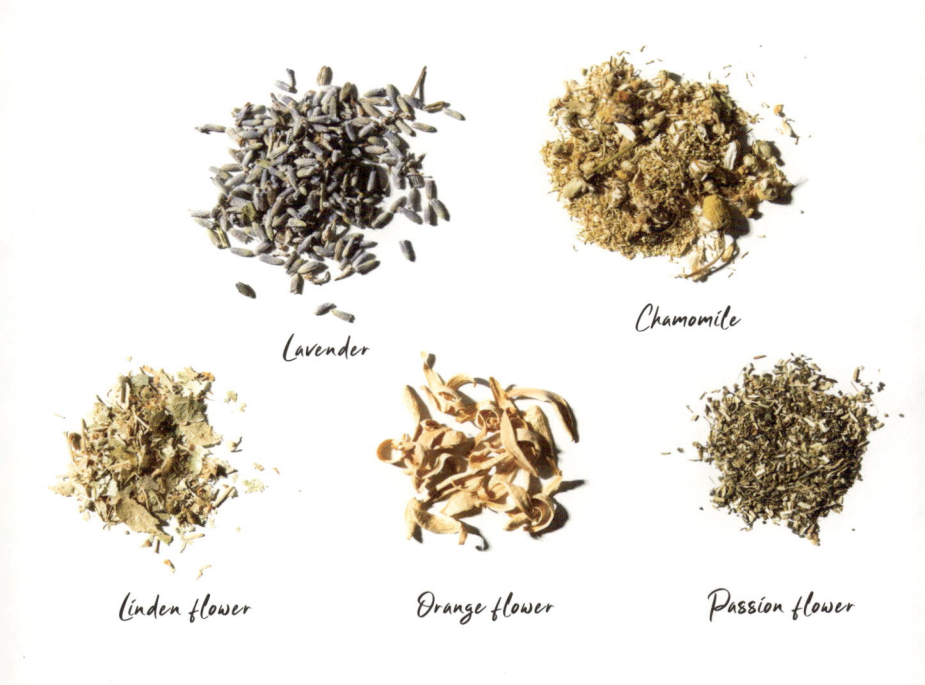

Lavender

Chamomile

Linden flower

Orange flower

Passion flower

○ 材料（1日分・使用するのはドライハーブ）

ラベンダー	… 2g
カモミール	… 2g
リンデンフラワー	… 1g
オレンジフラワー	… 1g
パッションフラワー	… 1g

平均睡眠時間が6時間未満の日本人女性の割合は4割。先進国の中では最下位です。
睡眠トラブルはさまざまな原因で起こりますが、この4割の方にこそ、おやすみブレンドを
飲んでいただきたい。オンからオフのスイッチの切り替えを上手にしてくれるブレンドです。

スイッチ
オンミスト／オフミスト

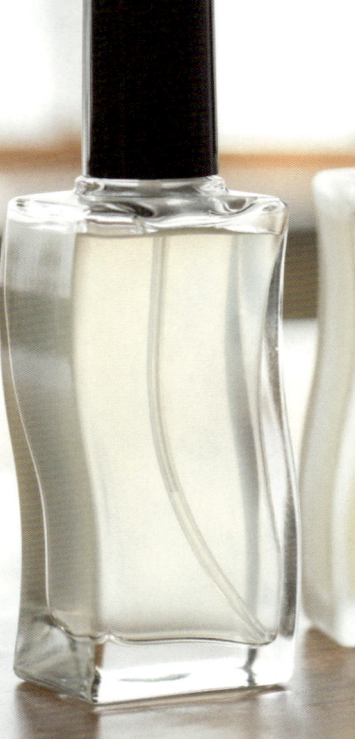

○ 材料どちらも（3週間分・使用するのは精油）

[スイッチオンミスト]	[スイッチオフミスト]
ペパーミント … 10滴	ラベンダー … 10滴
ユーカリ … 10滴	オレンジスイート … 10滴
ローズマリー … 5滴	バジル … 5滴
レモン … 5滴	イランイラン … 5滴
グレープフルーツ … 5滴	セージ … 5滴
エタノール … 5mL	エタノール … 5mL
水道水 … 45mL	水道水 … 45mL

02
自分のスイッチのオン/オフを上手に切り替えよう

まじめな**日本人はとにかく時間の切り替えが下手**。夜になってもパソコンやスマホで仕事をしている人もしばしば。だから、朝もぼーっとする……これでは悪循環な生活習慣になって、からだも疲弊してしまいます。ローズマリーを利かせた**「スイッチオンミスト」を顔や全身に吹きかけると、嗅覚刺激で頭がハッキリして、たちまちやる気がみなぎります。**一方、ラベンダーを利かせた**「オフミスト」を吹きかけると、くつろぎの時間へと誘われ、一気にリラックスタイムへ。**あるヘアメイクさんはメイクの最後に女優のまわりにオフミストを吹きかけると、自然と穏やかな顔になってくるとおっしゃっていました。デスクにこの2本を置いておいて、気が付いたときに吹きかけてみましょう。

○ 作り方

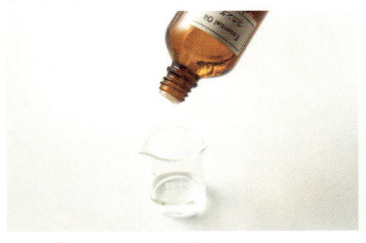

① それぞれの精油をビーカーに入れ、エタノールを加えて、よく混ぜ合わせる。

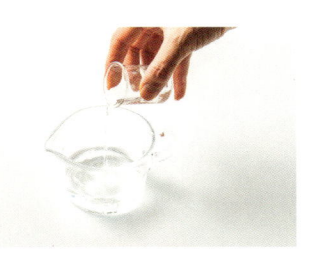

② 最後に水道水を加えて、よく混ぜ合わせたら出来上がり。消毒したスプレー容器に入れる。

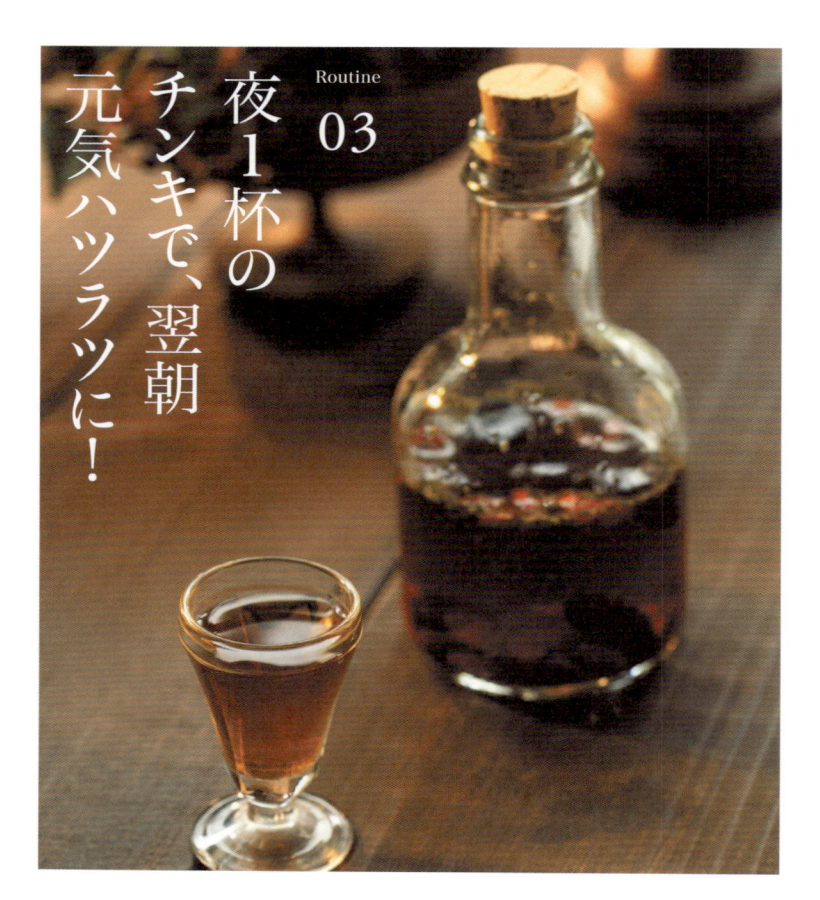

夜1杯の
チンキで、翌朝
元気ハツラツに！

Routine
03

チンキとはドライハーブをアルコールに浸して成分を抽出したもので、ハーブティーでは摂取しにくい脂溶性成分・揮発性成分などがアルコールに溶け出すため、ハーブの成分をすべて抽出できます。**ハーブチンキは、寝る前の"気付け薬"として飲むこともでき、また、そのままでは飲みにくい場合はソーダなどで割って飲んでもおいしく飲めます。**アルコールに漬け込んで作るため、体内への吸収がよく、飲むとからだに速やかな薬理効果を実感します。心身の不調にアプローチしたり、健康の維持のための飲み物としてもおすすめです。アルコールで抽出するので、1〜2年と長期で保存できます。今回のレシピは女性のお悩み全般に効果が期待できます。

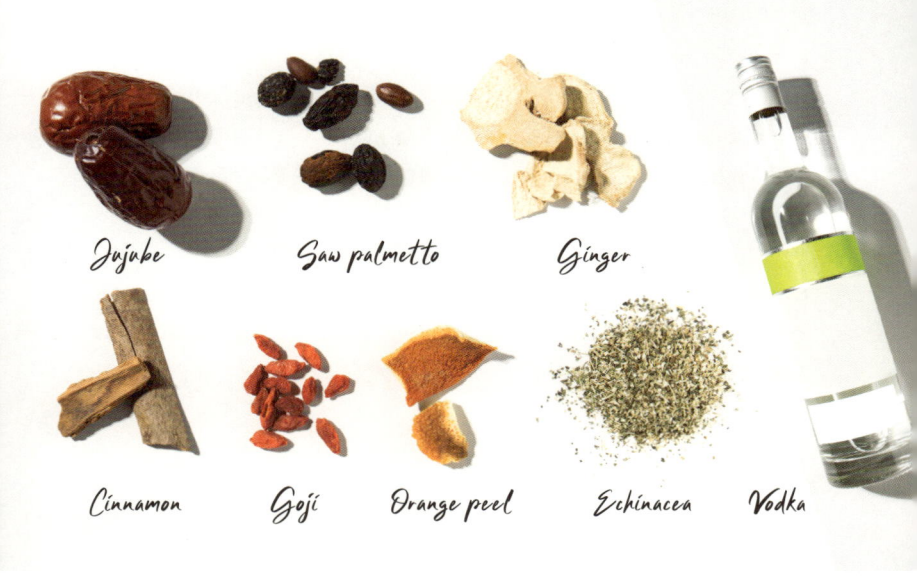

Jujube　　　Saw palmetto　　　Ginger

Cinnamon　　Goji　　Orange peel　　Echinacea　　Vodka

○ 材料（1カ月分・使用するのはドライハーブ）

ナツメ … 大2個、**ノコギリヤシ** … 10g、**ジンジャー** … 10g、**シナモン** … 5g、**クコ** … 5g、**オレンジピール** … 5g、**エキナセア** … 5g、ウォッカ … 750mL

○ 作り方

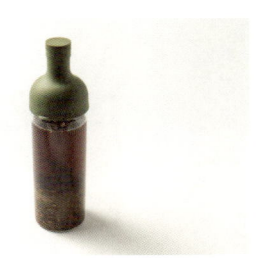

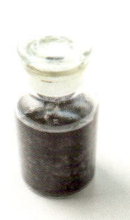

① ハーブを漬ける瓶はすべて煮沸消毒しておく。瓶にドライハーブとウォッカ750mLをすべて入れる。そのまま直射日光を避けて、最低2週間から1カ月、冷暗所で保管する。

② コーヒーフィルターなどで濾して、清潔な瓶に保管する。毎晩、5mL程度をお猪口に入れて飲むか、ソーダなどで3〜10倍ほどに希釈して飲んでもよい。

突然ですが、みなさんは寝る前にどんなことをしていますか？　まさかスマホを持って寝落ちなんてことしてないですよね？　寝るギリギリまで明るい画面を見ていると、夜なのに交感神経が活性化されてしまい、自律神経が乱れてしまいます。さらに夜にブルーライトを浴びるとメラトニンの分泌量は減少してしまい、結果、睡眠の質が低下して眠りが浅い状態となってしまうのです。眠りが浅くなると、翌朝の寝起きまで悪くなってしまいます。**スマホは寝室に持ち込まないようにして、その代わり、3つだけ頭の中で、今日あったいい出来事を考えてみてください。**そう言うと、「3つもいいことなんかなかった」と嘆く方がいらっしゃるのですが、「今日の夕飯、おいしかった」「今日は遅刻しなかった」などでもいいんです。これは、1日頑張ったからだに幸福感を与えることなのです。そのあとに、**ラベンダー枕をお腹の上のみぞおちに置いて、腹部を温めてみましょう。**翌日にはネガティブ思考が消え去り、前向きに捉えようという意識を持てるはずです。

○ 材料（1カ月分・使用するのはドライハーブ）

ラベンダー … 10g　**米** … 1合　巾着袋 … 1枚

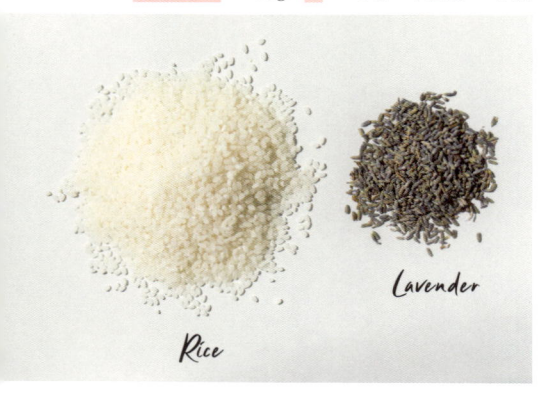

Rice

Lavender

[ONE POINT]

ハイブランドの財布を購入すると必ずついてくる、小さめの巾着袋はお腹にジャストサイズ。そのようなものを活用してもいいでしょう！

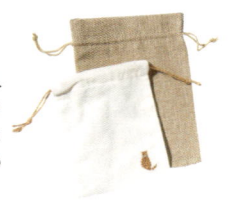

○ 作り方

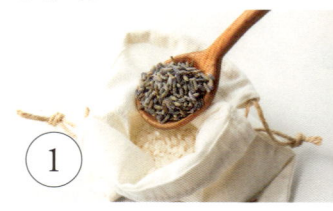

① 巾着袋に洗ったお米を濡れたまま入れたあとに、ラベンダーを入れて、よく混ぜる。

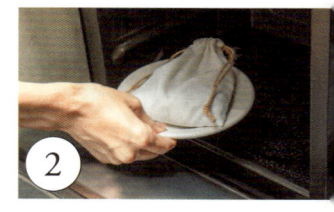

② （使う際に）レンジ 500W で1〜2分間ほど温めたら、できあがり。※においがつくので保存用袋に入れると安心。

就寝前は
「スリー・グッド・シングス」で
頑張ったからだに幸福感を
与えましょう

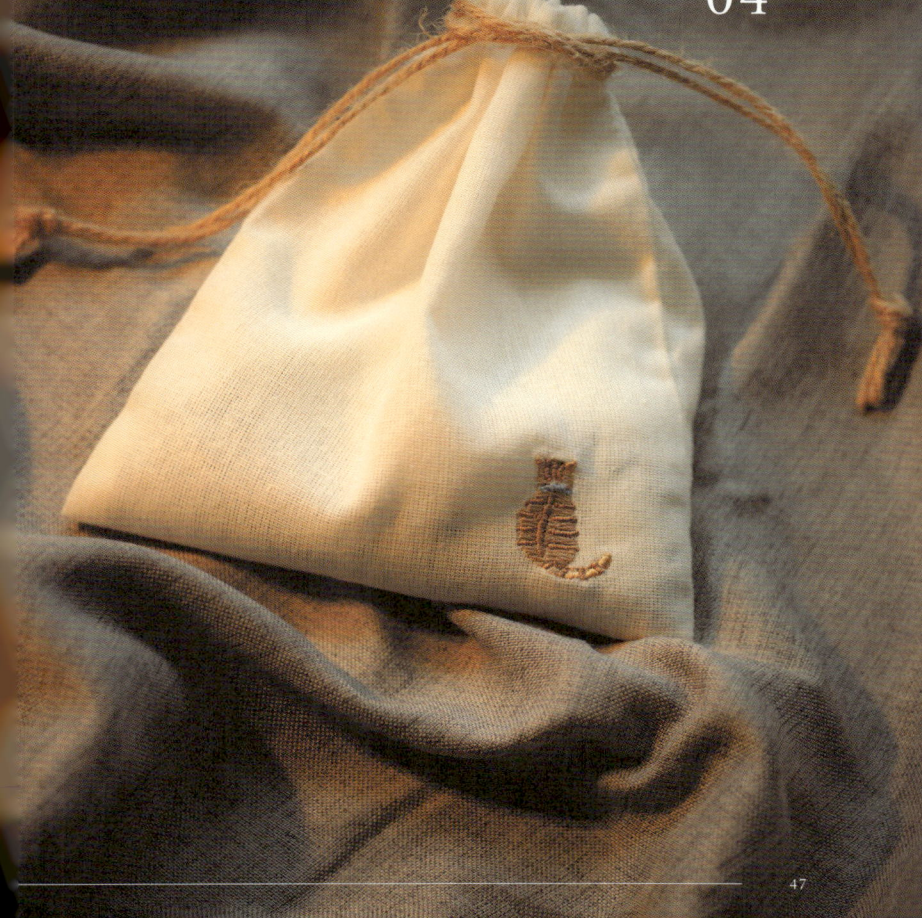

朝起きて歯磨きをしたあと、みなさんは何を飲みますか？　白湯を飲む方も多いと思いますが、**便秘がひどい方におすすめしたいのが常温の炭酸水**です。

炭酸水は胃酸の分泌を促進して、消化機能を高める働きがあると言われています。**朝起きてすぐに常温の炭酸水を飲むことで、胃腸の動きが活発になり、消化吸収がスムーズに行われます**。また、炭酸水には体内の老廃物を排出する効果があるので、寝起きに炭酸水を飲むことで**体内に溜まった毒素を洗い流し、体の浄化を促進できます**。

朝5〜7時は、前日に食べた物を消化吸収し外に排泄してからだの中を空の状態にする時間帯。そして、7〜9時、9〜11時に新たな食べ物を消化するのがベストなのです。もちろん白湯でもいいのですが、便秘で悩んでいる人・白湯が面倒な人は、一度試してみてください。

Routine

05

朝起きたら、常温の炭酸水を1杯飲みましょう

コーヒーだって立派な植物。ただし起きて90分後と15時の摂取がベスト

起き抜けに頭をスッキリさせるために飲んでいるコーヒーは、「コーヒーノキ」という木の種子です。**植物なので飲むこと自体は否定しません。ただ、飲むタイミングを考えてほしいと思います**。やはり、みなさんが頼りにしているのは「カフェイン」ですよね？

カフェインと相性が悪いのが、ストレスホルモン「コルチゾール」です。体内でコルチゾールが分泌されるピークは朝起きてすぐ。朝起きてすぐにカフェインを摂取すると、副腎に負担がかかってコルチゾールの分泌が減っていきます。コルチゾールは起床90分後には徐々に分泌が減っていきますので、そのときこそ、コーヒーのタイミング！ 仕事の準備を始めるタイミングで飲むと覚醒が継続します。また、午後のおすすめ時間は**昼食後の眠くなるタイミング。特に15時は覚醒度が低下する時間帯です。この時間に大好きなコーヒーを堪能しましょう**。カフェインの効果がなくなるまでには、約5時間〜8時間かかるといわれているので**夕方以降は摂取を控えましょう**。

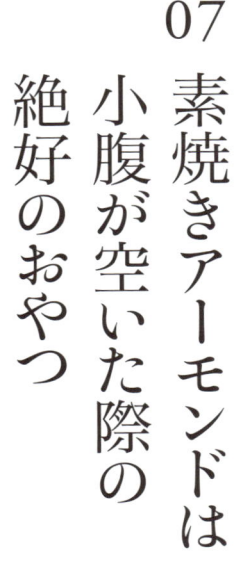

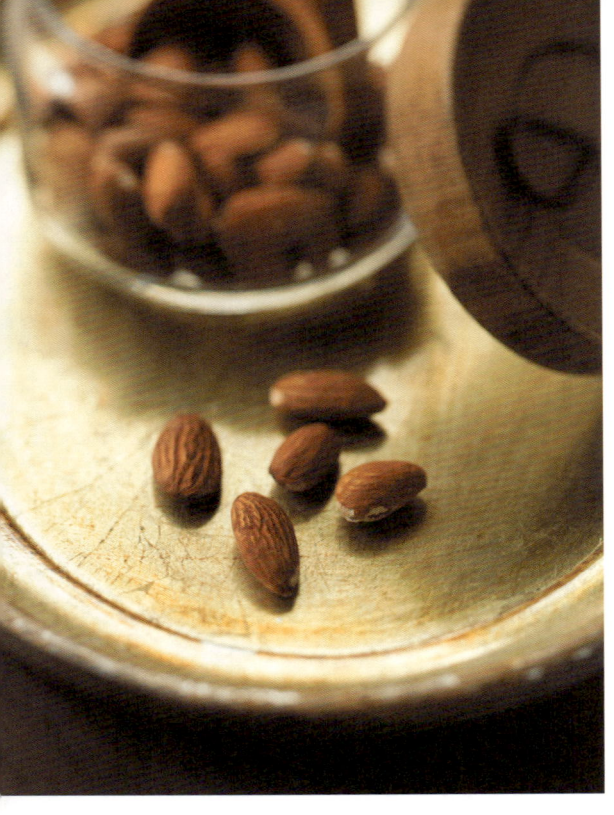

素焼きアーモンドは
小腹が空いた際の
絶好のおやつ

　アーモンドとはバラ科の落葉高木になる果実を摘み取った物です。**タンパク質、食物繊維、ビタミンB2、ビタミンE、鉄、亜鉛、葉酸など、とにかく栄養素が豊富**です。アーモンドには肌の新陳代謝を助けるビタミンB2や、抗酸化作用のあるビタミンEが豊富で、血行を促す効果があるため**むくみの改善に期待できます**。1日10粒のアーモンドで、1日に必要なビタミンEの1/2量ほどを満たすことができます。

　ただし、**買うべきは素焼きアーモンド（無塩）**。今は**塩やバターなど味付けのアーモンドが出ていますが、塩分や脂質の摂取も多くなるので逆効果になってしまいます。**

　アーモンドをよく噛んで食べると満腹中枢が刺激されて、その中に含まれる食物繊維によって十分な満腹感が得られます。

疲れているはずなのに、覚醒して寝つきが悪い日ってありますよね。そんなときは**快眠や脳の活性化にもつながるハチミツがおすすめです。**ハチミツの主な作用は、体力回復、潤肺止咳、便通改善、解毒などです。加えて、脳の活性に必要なビタミン類、ミネラルが含有されているため、**頭を使った仕事をしている人ほど是非、摂取してほしいと思います。**

また、ミネラルの割合が海水と同じような天然塩には、タンパク質の消化に関わる塩化ナトリウムのほか、塩化マグネシウム、硫酸マグネシウム、硫酸カルシウムが含まれています。

塩とハチミツの組み合わせは素晴らしく、特に脳の疲れが溜まっているときに効果的です。**ティースプーンにハチミツをのせ、その上から適量の天然塩を振りかける程度**で構いません。夜、就寝前に摂取してみてください。

※ハチミツは1歳未満の乳児は食べられません。

Routine

08

覚醒して
寝付けない夜は
ワンスプーンのハチミツ×天然塩

小さなお子さんを持つママさんや仕事で忙しいOLさんは、日常的な不安やプレッシャーから呼吸が浅くなりがち。長時間のデスクワークやスマホの使用などで、姿勢が悪くなり、これが浅い呼吸を促進します。

香りは吸い込むとすぐに脳に届き、深いリラクゼーションを促すことができます。これは、ストレスや不安をすぐに軽減したい場合や、集中力を向上させたいときに特に有用です。

なかでも吸入法は特別な道具がなくても行えるので、是非、お好みの柑橘系などの甘めの精油を1本用意しておいて、スイーツを食べるような感覚で吸引をしてみてください。

マグカップなどの器に熱湯を注いで、その中に2〜3滴、精油を落とし、上ってくる湯気に鼻を近づけて、香りを感じながら深呼吸を。これは蒸気吸入法と呼ばれており、立派なアロマテラピーです。仕事中以外にも、帰宅直後など、たった10分間で呼吸がしやすくなる使用法を覚えておきましょう。

※精油を入れたマグカップのお湯は、子どもが誤飲しないよう注意してください。
※咳の出るときや喘息の方は、マグカップを使った芳香浴（蒸気吸入）は避けるようにしてください。

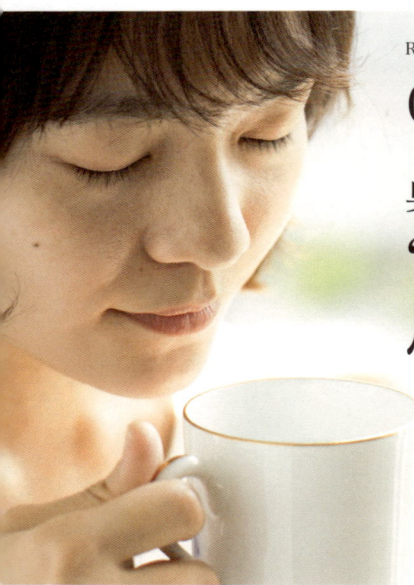

Routine

09

鼻から吸い込む
"スイーツ"で
心身のリセットを！

深呼吸するように
ゆっくりと蒸気を吸い込む。
そのまま蒸気が出なくなるまで
5〜10分ほど行う。

○ 材料（1回分）

好みの精油（柑橘系など甘めのものがおすすめ）… 2〜3滴

お湯（50〜80℃程度）… 200mL　マグカップ

※精油成分が壊れてしまうため、 沸騰したお湯には水を加えます。

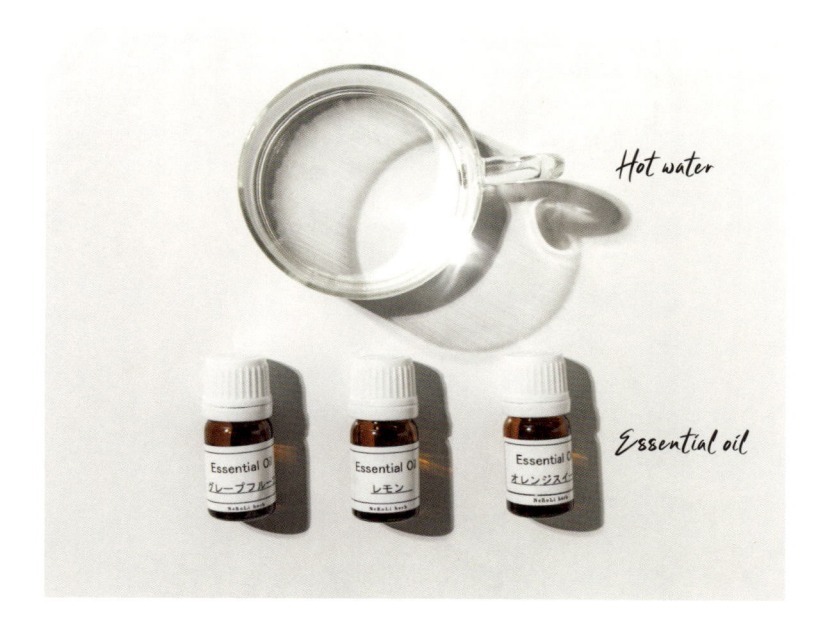

Hot water

Essential oil

○ おすすめの精油の効果

☑ グレープフルーツ

落ち込んでいるときや心が暗くなってしまっているときに、

気分を高揚させ、前向きな気持ちにしてくれる香り。

気分にムラが生じて不安定になっているときにも役立ちます。

☑ レモン

気分を明るくリフレッシュして、**意識を冴え渡らせてくれます。**

集中力、記憶力を発揮したい場面でも力強い支えになってくれます。

☑ オレンジスイート

心に安らぎと元気を与えてくれる香り。心配事があるときや、

気分が落ち込んでいるときに支えになってくれる精油です。

Routine

10

旅先に1本精油を持っていくとしたら……万能ラベンダーとともに出かけましょう

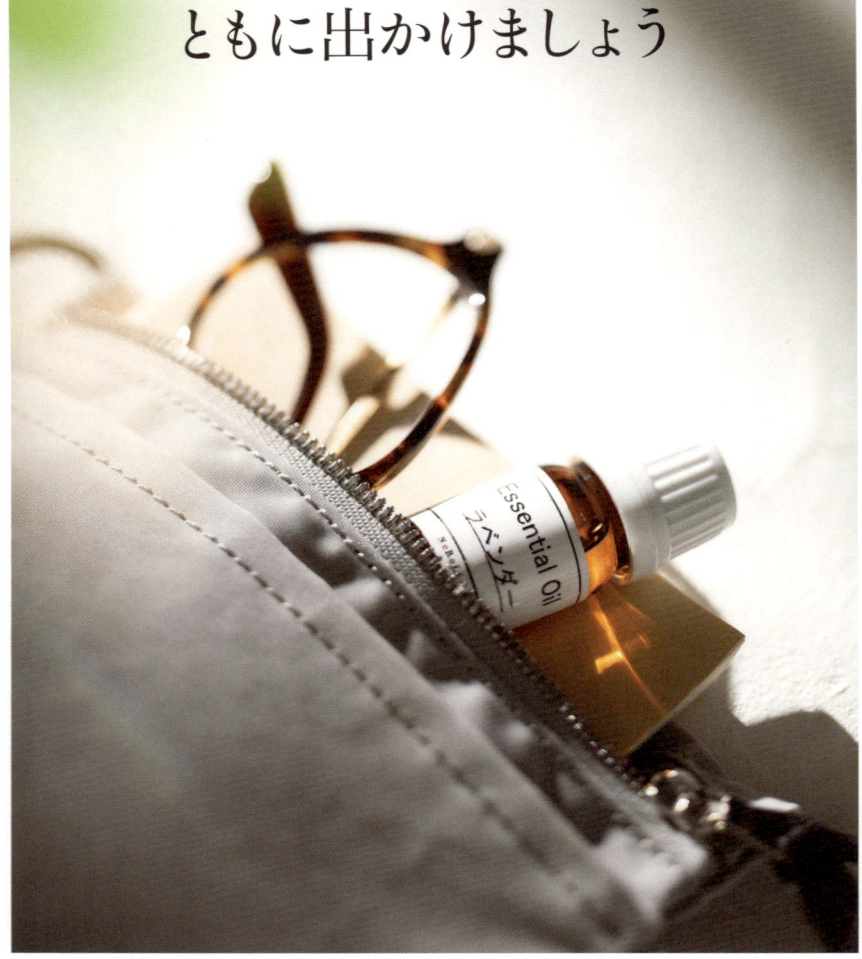

優れたハーブスを使用しているラベンダー精油　5mL　¥1,650（NeRoLi herb）

ファッション・美容業界の方によく聞かれることがあります。

「もし1本、旅に精油を持っていくとしたら何を持っていきますか？」と。私はラベンダーと答えます。エリザベス1世は常にラベンダーを持ち歩き、衣食住に活用していたといわれています。ラベンダーの精油は花と葉から水蒸気蒸留法で抽出され、さわやかなフローラル系の香りが特徴です。

このオイルを持ち歩きたい理由は、万能すぎるから。「ラベンダーっていえば安眠効果でしょ？」っておっしゃる方はよくいらっしゃいますが、それは効能のひとつにすぎません。鎮痛作用、抗菌作用、抗感染作用、抗炎症作用、抗リウマチ作用など、からだへの効能だけでも150以上の効果が認められています。そして、疲れた心にも働きます。副交感神経に働きかけ、緊張や不安、心配などのストレスで高ぶった神経を鎮静するため、落ち着かない心に安らぎをもたらし精神的疲労を回復へと導きます。

そして、ラベンダーは、直接塗布できる数少ない精油のひとつ。知らない国で虫に刺されたときやニキビが出たときでも、直接塗れば翌日、赤みは収まっています。そのほか、お風呂に数滴垂らして芳香浴を楽しんでもいいし、飛行機で呼吸が浅くなった際に、ハンカチに数滴垂らして香りを吸い込むだけでも呼吸が安定してきます。

ただ、意外とラベンダーの香りが苦手な人が多いのも否めません。そういう方には、ティーツリーをおすすめしています。ティーツリーもラベンダーに類似した効果が期待できますが、抗ウイルス作用や抗菌作用が高く、現代人の旅先には持ち歩きたい1本です。そして、こちらも肌に直接塗布できます。

どちらも安価なものが販売されていますが、できるだけ農薬検査や成分分析が行われていて、オーガニック認証などを受けている精油を選んでくださいね。

精油名	ラベンダー（真正ラベンダー）
科名	シソ科
抽出部位	花、葉
抽出方法	水蒸気蒸留法
産地	イギリス、フランス、ブルガリア、オーストラリアなど
香り	柔らかい花の香りとハーブの爽やかさを併せ持つ香り
主な成分	酢酸リナリル、リナロール、酢酸ラヴァンデュリル、β-カリオフィレンなど
ノート	ミドルノート

ローズは最強！

バラの香りには**女性ホルモンである「エストロゲン」の分泌を整える作用があり、精神安定や美肌効果が期待**されています。そのほか、ポリフェノールが含有されており、抗酸化作用が高いとも言われています。女性にとって、**バラは最強。わたしはすべての女性にバラと仲良くしてほしいと思っています。**

バラのハーブティーもおすすめですが、バラの成分を余すことなく吸収しくれるチンキは特におすすめ。これは一家に 1 本、置いておいてほしいです。作り方は簡単（P45 参照）。ウォッカに食用のバラを入れて最低 2 週間以上、理想は 1 カ月、漬けておくだけ。

使う方法は無限にあります。もちろん、飲んだり、肌に使ったり、自宅の掃除にも使えたりできるんです。自分の周りをバラ色にしておきましょう！

○ 材料（半年分・使用するのはドライハーブ）

バラ（食用）… 50g（1〜2 種類、写真はバッツとペタル）、
ウォッカ… 700mL、保存容器

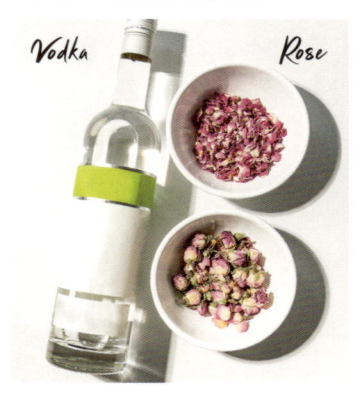

○ 作り方

① 煮沸消毒した保存瓶に乾燥ローズを保存瓶の半分くらい入れる。

② ウォッカを、ローズがすべて浸るまで入れる。

③ 蓋をして冷暗所で 2 週間〜 1 カ月ほど保存。

④ ザルやボールなどでチンキを濾す。別の保存容器に移し替える。
（保存期間は 1 年が目安）

● **暑い夏はローズカクテルに！**
ローズチンキをソーダやトニックで割れば、ローズカクテルに！

● **花粉症や二日酔いにも**
夜、おちょこに 1 杯飲みましょう！
血液を浄化する作用や強肝作用等もあるといわれ、花粉症や二日酔いにも効果を発揮！

● **ローズの香りの汗拭き、デオドラントにも！**
ローズチンキに水道水を 1：1 で混ぜて別容器に入れておけば、汗拭きやデオドラントに最適。汗を拭いたあと、ほのかにローズの香りが広がります。

● **エアフレッシュナーにも！**
10 倍の水に希釈して別容器に入れれば、空気が重いときなどの空間のリフレッシュに！

第 3 章

世界にひとつだけ！
キッチンコスメで
心も肌も健やかに

化学物資ゼロで自分の肌に合わせて
作れる" キッチンコスメ "。
食べることも、肌につけることも、
健やかになるためには同一ということから、
" キッチン " という名をつけました。
毎日、コツコツとできることを
積み重ねていくだけで、
心も肌もキレイになっていくはず。
無添加だからこそ、
 1〜3週間で使い切れる量だけ
作るということを忘れずに。

大地の恵みでキレイになる！「キッチンコスメ」とは？

　私がキッチンコスメを作り始めたのは、子どものときから。母の影響が大きいんです。ハーブスで作る手作り化粧品をキッチンコスメと名付けたのは、私の家のキッチンが化粧品を作るラボだったからです。

　「NeRoLi herb」には、「ハーブスでからだと心が健康になったから、スキンケアも植物派にしたい」と手作り化粧品（以下、キッチンコスメ）について聞いてくださるお客様も多くいらっしゃいます。口にするものと同じくらい肌につけるものにこだわりたいと思うことは当然ですよね。ただ、キッチンコスメを作る前に、用意する材料の効能を知ったり、一般の化粧品とどこが違うのかを知っておく必要があります。

　違う点は一般の化粧品はちゃんとラボで作られていますが、キッチンコスメを作るのはキッチンがメイン。作るときはもちろん、保

管するときも衛生管理が必要です。使用器具、作業台などを使用前にアルコール消毒するのはもちろんのこと、耐熱ガラス容器・器具は、煮沸消毒を、そして自分の手もきれいに消毒することは必須です。また、扇風機やエアコンの風が当たらない場所で作ることも重要です。そして、天然由来の成分だから肌荒れやかゆみは出ないと思っている方がいますが、植物の成分でも肌アレルギーを起こす場合はあります。ですので、肌にかゆみや異変を感じる場合は使用をやめ、すぐに医療機関を受診しましょう。そこだけは理解して作ってください。

　実は、材料さえ揃えておけば、たいていの化粧品は簡単に作ることができ、作り続ければ続けるほどにコストもかからなくなります。ただし、植物の作用は肌に緩やかに効いてきますので、焦りは禁物！　そして、最も大事なのは自分の肌の状態を把握しておくこと。あなたの肌は敏感肌に傾いているのか、乾燥気味なのか、やや脂っぽいのか……キッチンコスメを使う上でそれを知っておくことは欠かせません。

　まずは自分自身を知ること。それによって使うキャリアオイルや植物も変わります。

　今回は、基本中の基本の化粧品のみをお伝えしますが、もっといろいろな化粧品を知りたい方は、是非一度「NeRoLi herb」に遊びに来てくださいね。

準備
するもの

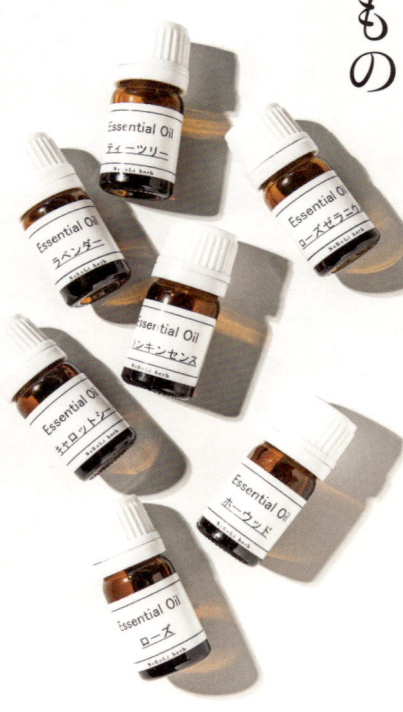

精油

［1 滴 =0.05mL］

ホーウッド

フランキンセンス

ティーツリー

ローズ

キャロットシード

ラベンダー

ローズゼラニウム

ドライハーブ

マリーゴールド

ラベンダー

ヒース（エリカ）

カモミール

ローズヒップ

ハイビスカス

ローズ

以下の精油・ドライハーブ、キャリアオイルや基剤以外に、用具も大切です。
シリンダー・軽量スプーン、クリーマー、鍋、ロウト、茶こしもご用意を。
そのほかに、密閉できる保存容器も必要です。

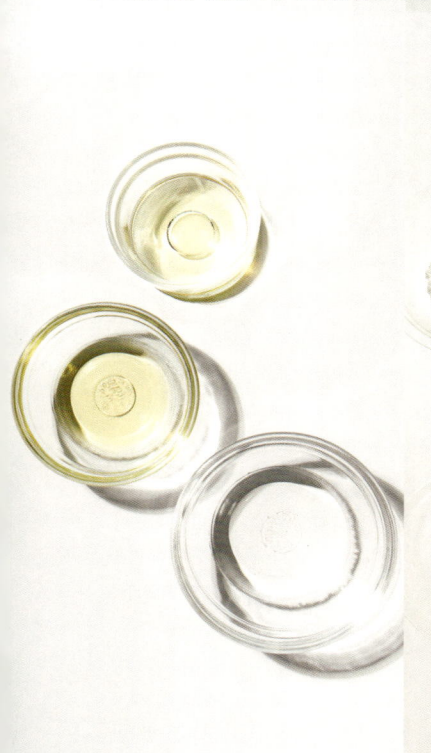

キャリアオイル

ローズヒップオイル
月見草オイル
ホホバオイル

基剤など

アロエベラジェル
乳化剤
カオリン（クレイパウダー）
ミツロウ
尿素（尿素100g を 400mL の水道水
　で希釈したものを使用）
グリセリン
グリセリンソープの素

浄化してくれるような
優しさと洗い上がり
── クレンジングオイル

テーマは"浄化"。1日の汚れを落とすアイテムだからこそ、ただ汚れを落とすだけではなく、心のモヤモヤも消し去りたい。月見草オイルはとても保湿効果が高く、肌の炎症を抑える働きもありますが、酸化しやすいオイルのため、取り扱いには注意を！　ティーツリー×ラベンダーには心を穏やかにしてくれる作用があり、気持ちまでリフレッシュ！

落とすケア

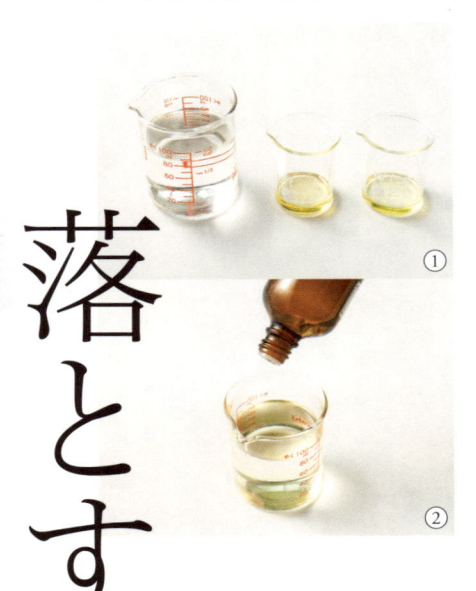

①
②

○ 材料（約 100mL）

〈精油〉

ラベンダー … 5 滴

ティーツリー … 5 滴

ホホバオイル … 90mL

月見草オイル … 5mL

ローズヒップオイル … 5mL

以下、お好みで★の精油を1〜2滴追加して！

★シミ・シワには … **キャロットシード**

★皮膚の再生には … **フランキンセンス**

★抗炎症・保湿には … **ローズ**

○ 作り方

① ホホバオイル、月見草オイル、ローズ
　ヒップオイルを混ぜ合わせる。

② 精油をすべて入れて、よく混ぜる。

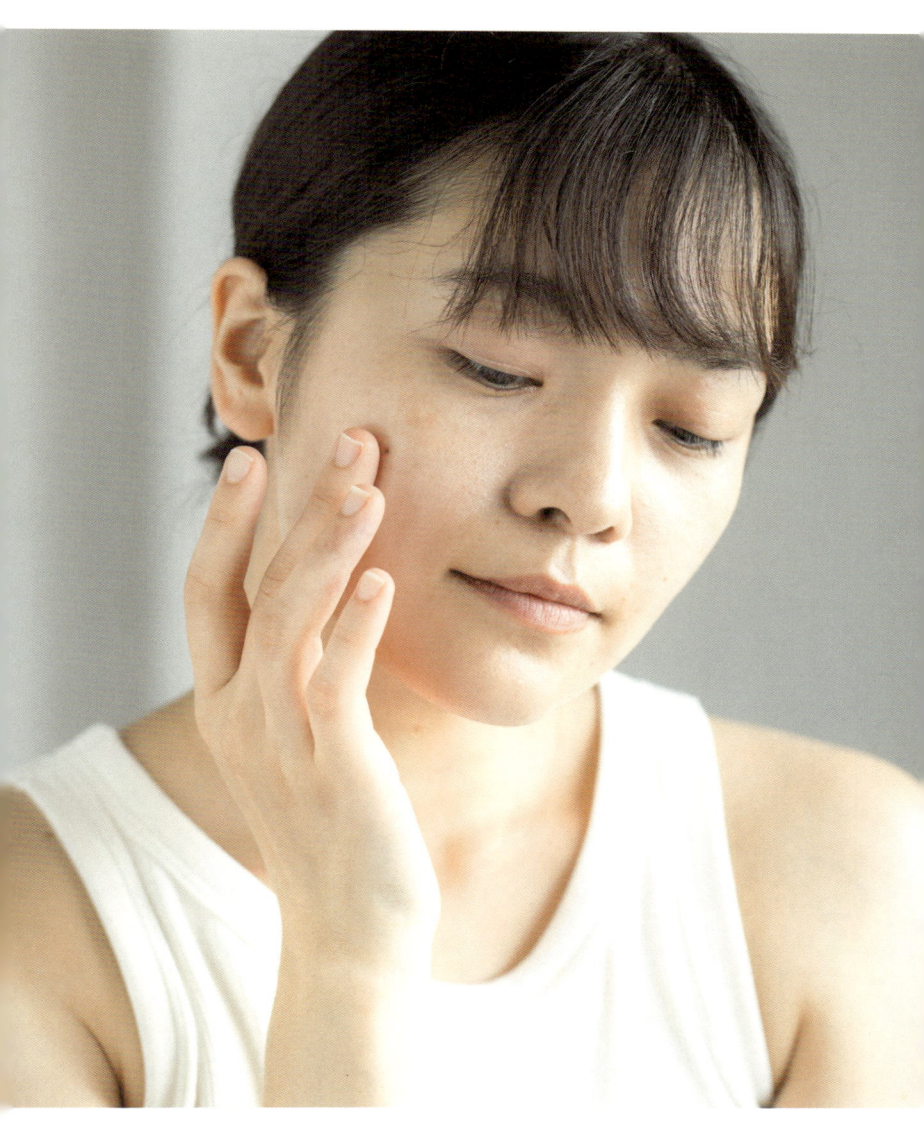

クレンジングを手に取って、手のひらで一度温めて使うのがポイントです。なじませていくと、肌から手が離れる瞬間が来ます。メイク汚れが浮いた合図です！その後は、ホットタオルで拭き取りましょう。

クレイのパワーで除去力アップ。
なのにマイルド！
―― クレイ入り石けん

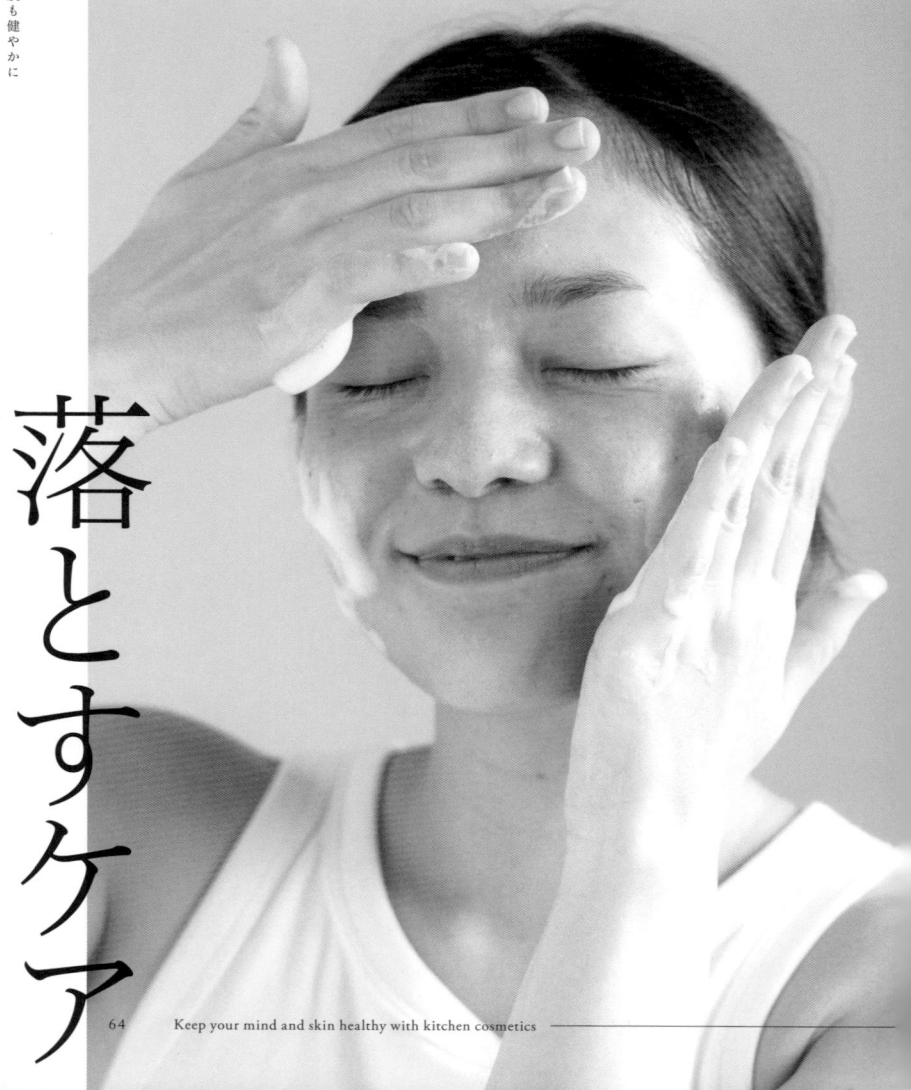

落とすケア

ゴワつきは、ターンオーバーが乱れているという肌の SOS。古い角質が蓄積してしまっている状態です。そんなときはクレイが毛穴の汚れや皮脂汚れを吸着する力を発揮。ミネラル豊富な美白ハーブとして知られるヒースをはじめ、新陳代謝を促すハイビスカスなども含むので、うるおいを高めクリアな肌へと洗い上げます！

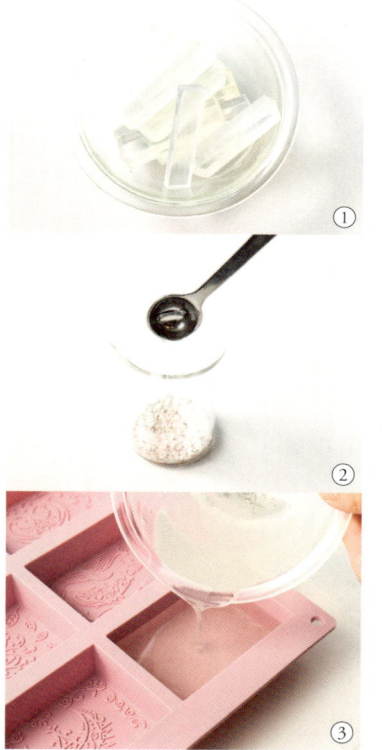

①

②

③

○ 材料
（約 100g 分・使用するのはドライハーブ）

ローズ … 2g

ヒース（エリカ） … 2g

ハイビスカス … 1g

ラベンダー … 1g

グリセリンソープの素 … 100g

カオリン（クレイパウダー）… 100g（使用するのは小さじ 1/2 ※残りはパックなどに使用）

シリコーン型アイストレー

○ 作り方

① グリセリンソープの素を溶けやすいサイズにカットし、レンジ 500W で 3 分ほど温める。

② カオリンにミルで細かくしたドライハーブをすべて混ぜ、小さじ 1/2 分を小さじ 1/4 の水道水で溶き、溶かしたグリセリンソープの中に入れる。

③ 冷める前に消毒したシリコーン型アイストレーに入れ、固まるまでそのまま置く。

手のひらで優しく泡立ててクリーミーな泡を顔にのせ、そっとなでるように洗います。洗い流したあとの独特なつっぱり感はなく、きめ細かな肌に。くすみが気になる朝洗顔としてもおすすめ！

炎症が起きた肌がスーッと引いていくよう── **カーミングローション**

年齢やジェンダーに関係なく、重要なのは肌に"たっぷりと水分を補給する"こと。紫外線ダメージを受けた肌表面を整え、肌が少しひんやりと鎮静するまで重ね塗りを。時間のある夜は、コットンを使った全顔ローションパックをしてもいいでしょう。

○ 材料（約100mL分）

グリセリン … 10mL　尿素 … 5mL　アロエベラジェル … 小さじ1/2

〈精油〉

ローズゼラニウム … 1滴
ラベンダー … 1滴
ティーツリー … 1滴
フランキンセンス … 1滴
キャロットシード … 1滴

〈ハーブティー／使用するのはドライハーブ〉

ローズ … 1g
ヒース（エリカ） … 1g
ハイビスカス … 1g

○ 作り方

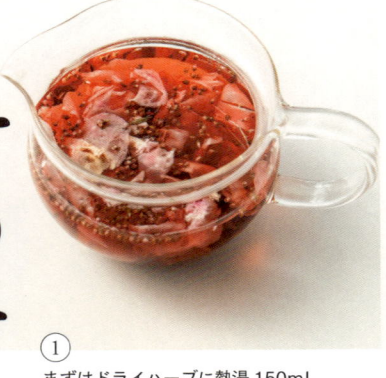

① まずはドライハーブに熱湯150mL（分量外）を注ぎ、5分ほど待つ。

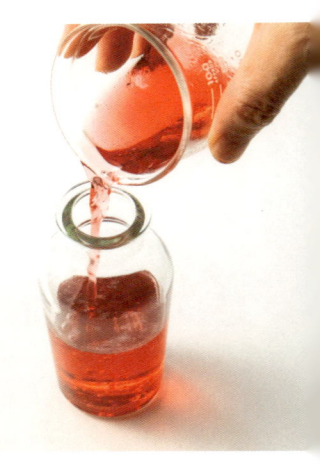

② 容器にグリセリン、尿素、アロエベラジェルと、すべての精油を入れて混ぜ、約85mLの冷めたハーブティーを入れて最後にもう1度よく混ぜる。

与えるケア

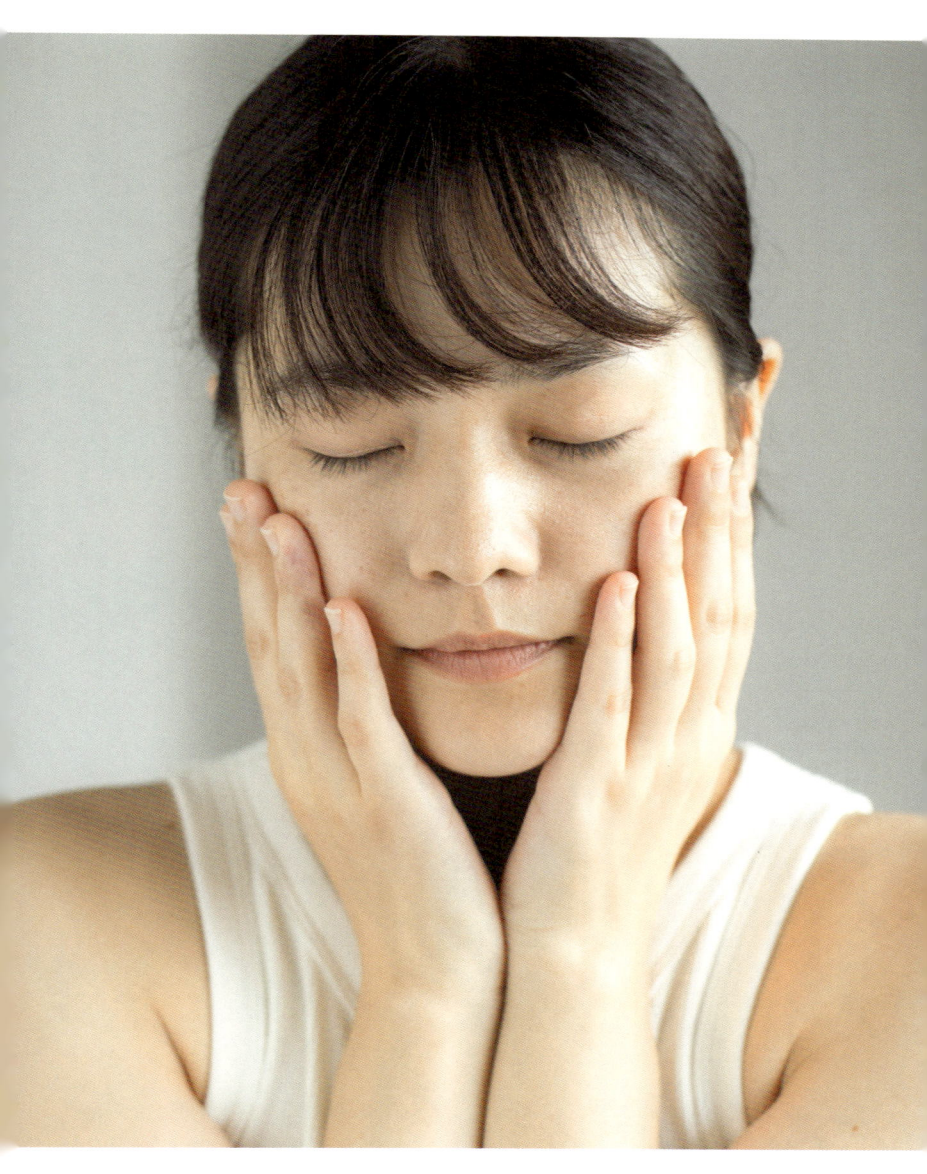

一度塗ったぐらいでは十分にうるおいません。二度、三度と重ねて初めて、肌
はうるおいます。最後は肌を包み込むように心地よい圧を与えて！
※冷蔵庫に保存して早めに使い切りましょう。

与えるケア

保湿とブライトニングを同時に叶える

── 保湿クリーム

朝はベタつきやテカりにつながるので100円玉弱を目安に。
夜は刺激から肌を守り、先に塗布した化粧水や美容液を浸透させ
るラップ効果の役割もあるため、100円玉2つ分ぐらい塗って！
目の周りは乾燥しやすいので重ね塗りを！

本来の肌色よりも白くすることはできませんが、うるおいで肌のキメを整え、光を跳ね返して肌本来の明るさを取り戻すことができる、ブライトニングクリーム。キャロットシードとフランキンセンスは、アンチエイジング効果に優れ、シワ、たるみを改善し、皮膚の再生を活性化してくれると言われています。材料も同じものが多いのでローションを作る際に是非クリームも作ってみて。

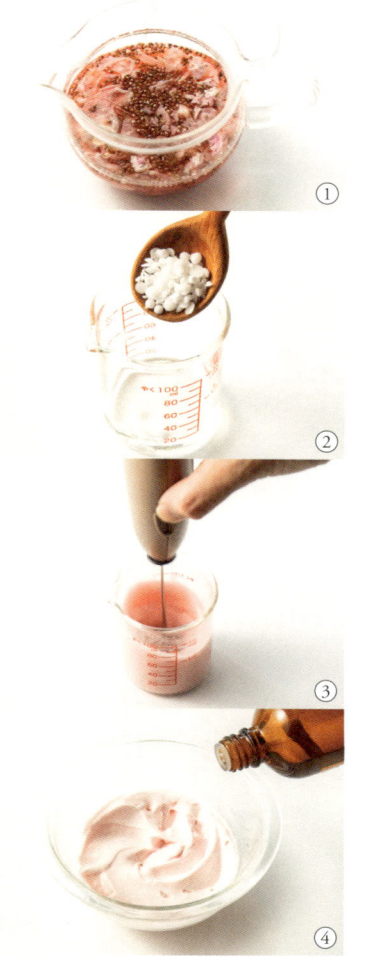

① ② ③ ④

○ 材料
（約 50g 分）
〈精油〉
ラベンダー … 2滴
ティーツリー … 2滴
フランキンセンス … 1滴
キャロットシード … 1滴

ホホバオイル … 大さじ1
乳化剤 … 小さじ1
〈ローションと同じハーブティー／
使用するのはドライハーブ〉
ローズ … 1g
ヒース（エリカ） … 1g
ハイビスカス … 1g

○ 作り方
① ドライハーブに熱湯 150mL（分量外）を注ぎ、5分ほど待つ。ローションと同じタイミングで作ることをおすすめします。
② ホホバオイルと乳化剤を耐熱ビーカーに入れてレンジで溶かす（500W　1分程度）。
③ 溶けたホホバオイルと乳化剤のビーカーの中に、①のハーブティーを大さじ2入れ、クリーマーでよくかき混ぜる。
④ 乳化したクリームの中に精油を入れて、よく混ぜる。

週1回のケアで
くすみを払って透明感を！
── クレイ×ハーブパック

　クレイ粒子は多孔質で、それぞれの粒子にはイオン細孔と呼ばれる無数の小さな穴が存在します。これにより、細かな粒子が肌に密着して洗顔では落としきれない余分な皮脂などを吸着。肌の調子を整えてくれる天然のミネラルを豊富に含むので、ハーブスとの相性も抜群。顔にはもちろん、ヘアパックや全身パックにも使えます！

スペシャルケア

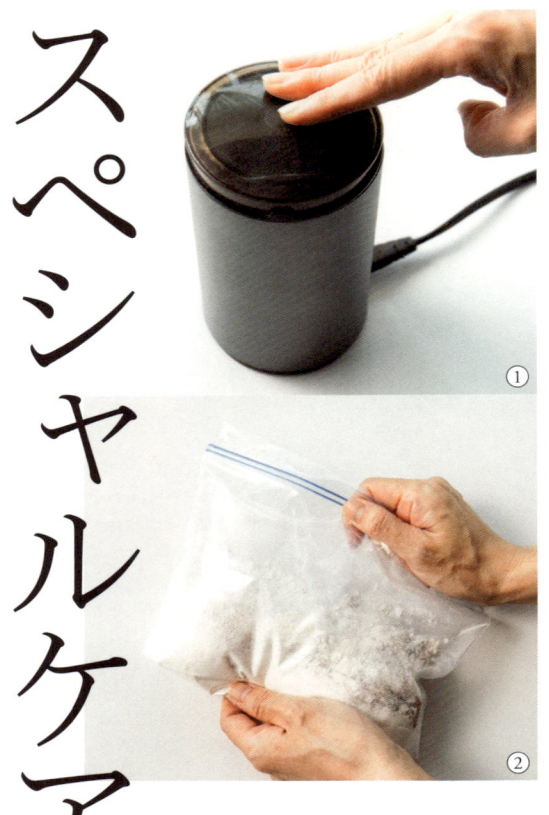

①

②

○ 材料（約100g分・使用するのはドライハーブ）

ローズ … 2g

ヒース（エリカ） … 2g

ハイビスカス … 1g

ラベンダー … 1g

カオリン（クレイパウダー）… 100g

○ 作り方

① ドライハーブを電動ミルに入れて、パウダー状にする。

② フリーザーバッグに入れたカオリンに、①のハーブスパウダーを入れて、よく混ぜたら完成。

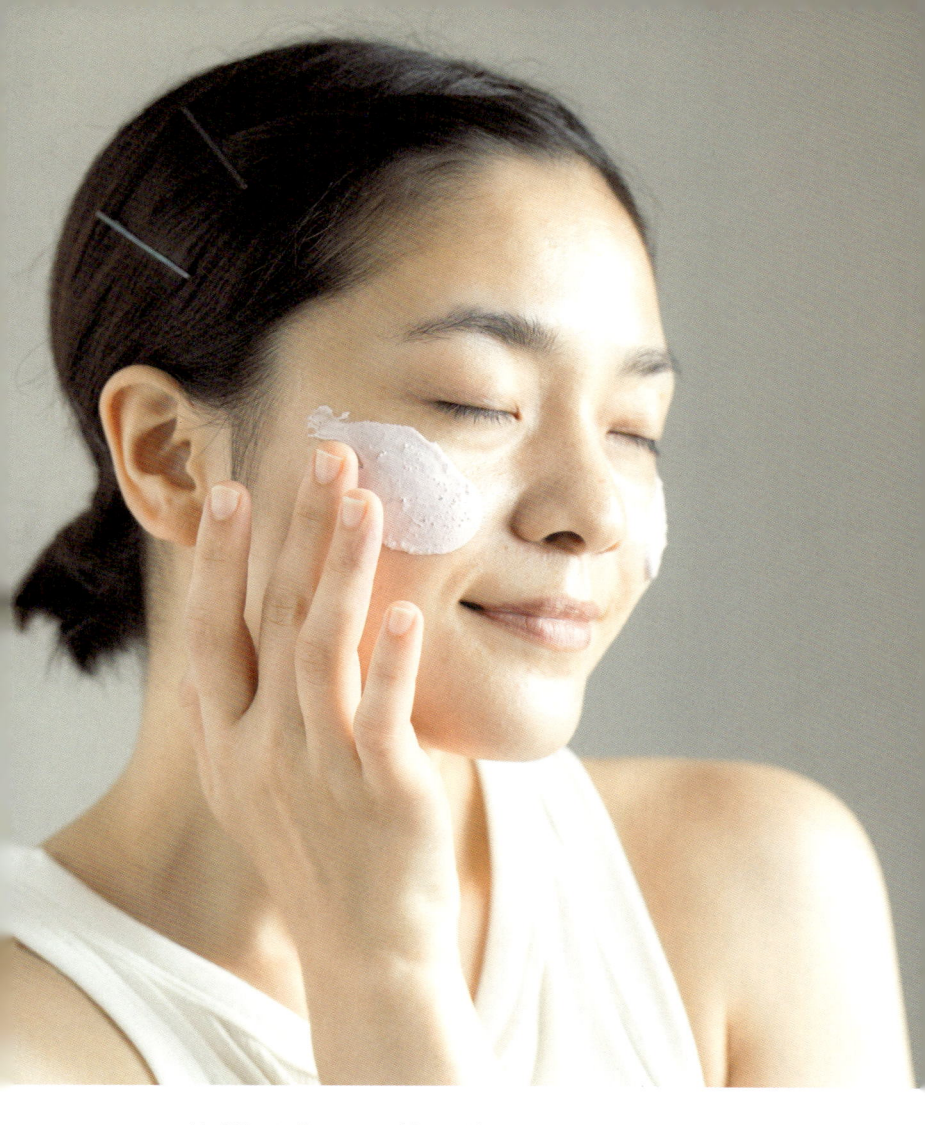

カオリンは敏感肌でも使えるほど働きが穏やかですが、基本は週1回、1回10分がベスト。入浴中は蒸気によって毛穴が開いている状態なので、パックするのにぴったりのタイミングですが、クレイが乾燥したかどうかがわかりにくいので放置のしすぎに注意を！

顔のケアと同じくらい
気をつけたい！
―― ハーブのハンドクリーム

手を酷使している人は、指がむくみやすくなっています。1本ずつ丁寧にほぐすことが重要。関節部分にはクリームを塗り込みましょう。親指と人差し指で、指の側面をマッサージ。最後に指先をギュッと圧迫します。

スペシャルケア

手や指の"ついで"でいいので、肘にも塗りましょう。腕を伸ばしてしまうと、溝ができてしまいハンドクリームが入り込まないので、必ず肘は曲げて、シワ部分を伸ばして塗りましょう。

自分の手を見て"はっ"とするときはありませんか？　パンデミック以降、頻繁な手洗いやアルコール消毒で手荒れに悩む人は急増し、ハンドクリームが手放せないという人も多い気がします。手が老化しやすいのは手のひらには皮脂腺がなく、手の甲や指にも少ないため、他の部位より乾燥しやすいからです。その上、一年中紫外線や外気などに無防備にさらされています。手を守るハンドクリームは消費量も多いので、"家で作る主義"に変えてみませんか？

○ 材料（約35g分）
〈精油〉**ティーツリー** … 5滴　　**ラベンダー** … 5滴
ホホバオイル … 30mL　ミツロウ … 5g（35粒）

○ 作り方

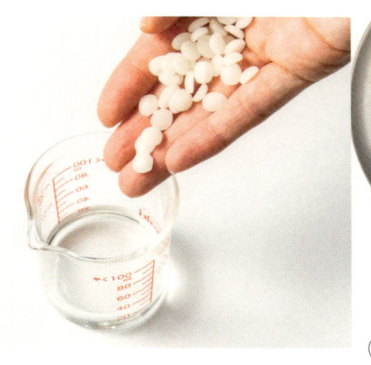

① ホホバオイルとミツロウをビーカーに入れる。

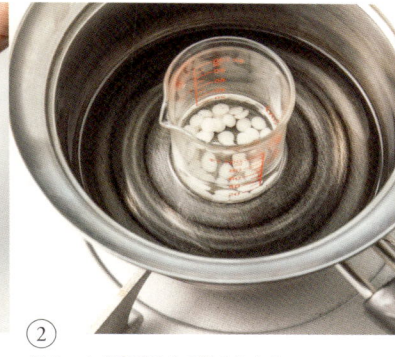

② ミツロウが溶けるまで湯せんする。

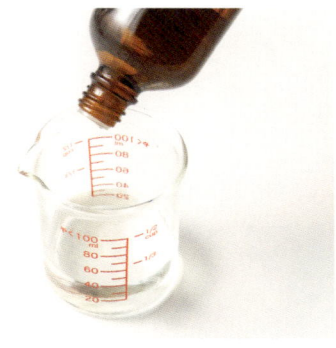

③ ミツロウが溶けたら、精油を入れ、よく混ぜる。

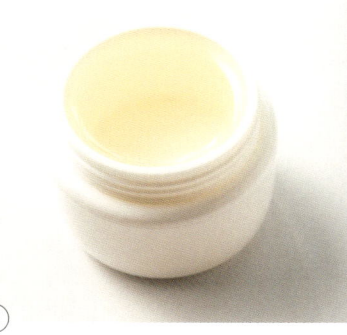

④ 容器に流し入れ、固まるまで待つ。

キッチンコスメの消費期限って？
使い切りは早いほどベスト！

　いくら作ったコスメを冷蔵庫に入れたとは言っても、消費期限は長くて3週間、短いと3〜4日でしょう。それも、ものによっても違いますし、季節や冷蔵庫の環境によっても大きく異なります。

　だって、冷蔵庫に採れたてのトマトを入れておいても、1週間すれば皮がシワシワになってくるでしょう？　それと同じことなのです。作ったその日がいちばん新鮮で、徐々に劣化していきます。保存料を入れていない分、リスクは高まるのです。作ったときと比べて見た目が変わったり、嫌な臭いがするなど変化があった場合は、すぐに使用をやめてください。

　キッチンコスメで使う水は、水道水がいいと思っています。塩素系消毒剤は水への菌の繁殖や侵入を防ぐ働きがあるので、塩素の効果が持続している間（常温で3日程度、冷蔵庫で10日程度）は、菌が繁殖して腐ることはありません。

　一方、精製水は封を開けなければ1〜2年は腐りませんが、空気に触れただけで劣化が始まり、2〜3日で腐り始めます。

　どちらにしても期限は短いので、最小限の量だけを作って、安心・安全なキッチンコスメを楽しんでください。

第 4 章

大切な人を守る！
（ケース別）愛する人へ、
植物の贈り物

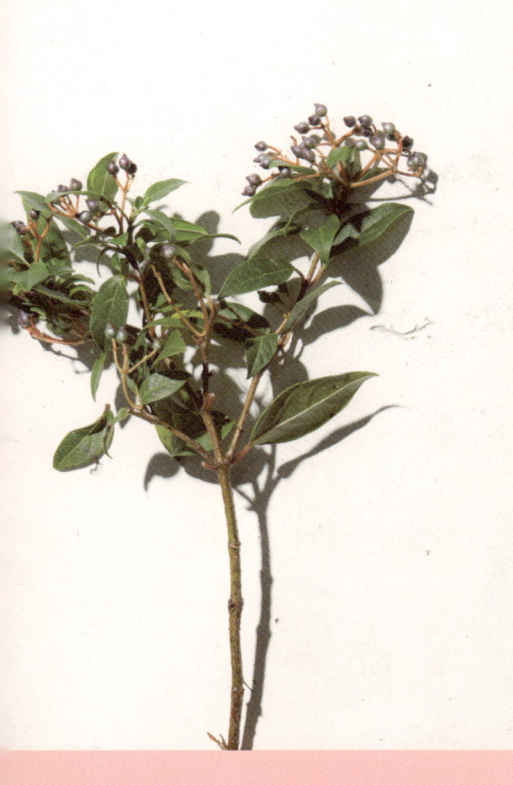

自分のルーティンが整い、
からだも心も癒されたならば、
次はパートナー、子ども、
両親、友だちなど、愛する人へ
植物のギフトを！
もちろん、自分で活用しても
いいものばかりですが、
きっと現代人は
年齢・性別問わず、
何かしら綻びを持って生きています。
そんな悩める人たちを
あなたの手で
救ってあげましょう。

Case

01

パートナーが酔っぱらって帰ってきた！

「頻繁に酔っぱらって帰ってくる夫にイライラする」や、「パートナーが酔うと面倒くさい！」という悩みを、「NeRoLi herb」でもよく聞くことがあります。

大黒柱である夫が、仕事の付き合いやストレス発散でお酒を楽しむのは、悪いことではありません。しかし、毎回、泥酔して帰ってこられると、イライラしてしまいますよね。

「こんな時間まで飲んでくるなんて！」と言いたいところですが、そんなことを言っても、酔っ払いには無駄なんです。

あなた自身は、第２章のルーティンで植物の力によって助けられているために、心身ともにノンストレスになっているはずです。必要以上に酔っ払いのパートナーと会話をすると、腹が立つので、酔いが翌日には消えるハーブティーをそっと出してあげてください。

ハーブティーはノンカフェインなので、深夜に飲んでも大丈夫。早く酔いを醒ますのはもちろんですが、パートナーの翌日のパフォーマンス維持のためにも優しさは必要です。

また、酔っ払いを相手にしたくない場合は、飲み会がある日を事前に報告してもらって、本人が自分で飲めるように、冷蔵庫に冷えたハーブティーを用意しておいてもいいと思います。

Advice

二日酔いに効くハーブティーでお出迎え

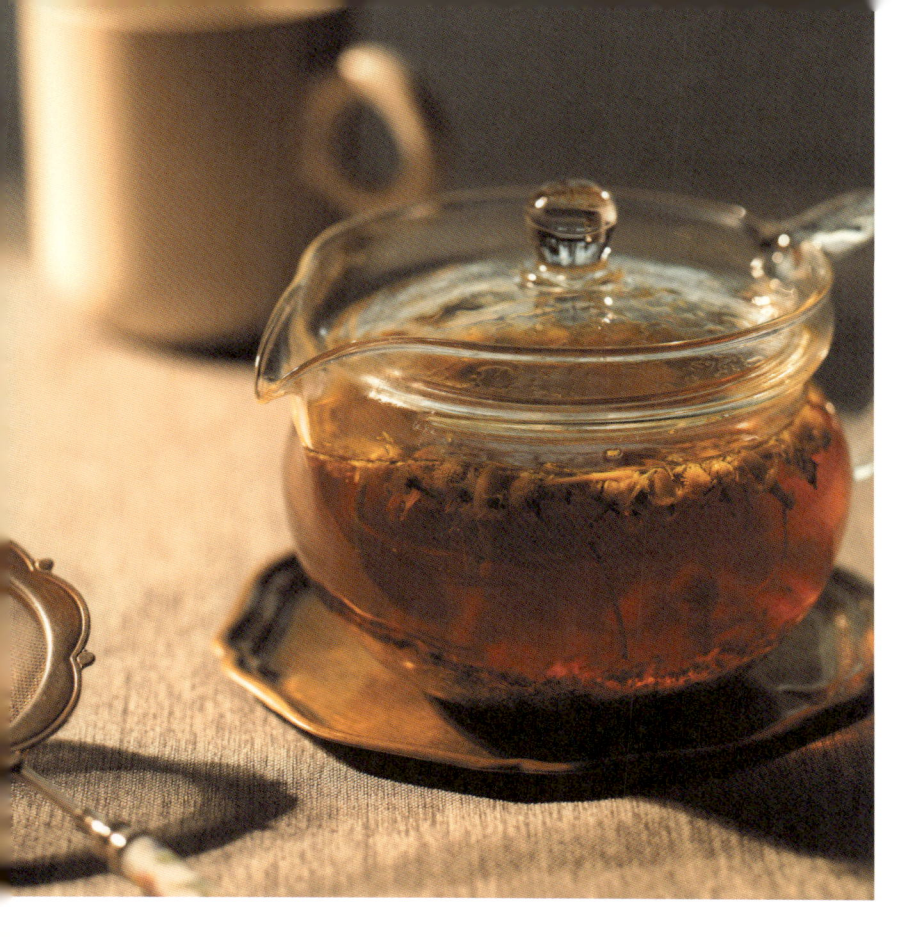

○ 材料（1回分・
　使用するのはドライハーブ）

ウコン … 1g
カモミール … 1g
ペパーミント … 3g

○ 作り方は P38 参照

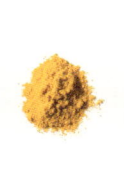
Turmeric

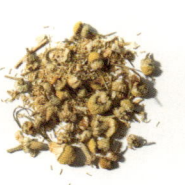
Chamomile

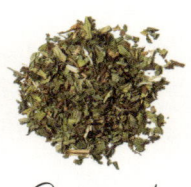
Peppermint

Case

02

夫の薄毛や
ハリのなさが気になる！

Advice

ヘアローションで、丈夫な髪の維持を！

　洗面所やベッドで見つかる、彼氏や夫の抜け毛。あなたよりも、当の本人が薄毛を気にしているはずです。１日に抜ける毛の量は約50〜100本と言われていますが、それ以上に抜けている場合は老化や紫外線の影響のほかに、円形脱毛症などの病気の可能性もあります。病気の場合は、植物の力では太刀打ちできません。

　パートナーには言いにくいことでもありますが、あなたにできるのは、今の生活習慣を変えることです。例えば食事の改善です。髪にとって必須の栄養素はタンパク質、ミネラル、ビタミン類。例えば、「納豆キムチ」のような副菜をプラスしてみてはいかがでしょうか？　あとは、ヘアローションを一緒に使ってもいいと思います。初期の薄毛は、乾燥やべたつきといった、頭皮環境の悪化を原因とし、フケやかゆみなどの症状から起こります。植物由来のヘアローションは頭皮の乾燥やべたつきを改善することで、フケやかゆみを防ぐと同時に、保湿と消炎効果が高く、薄毛の予防対策にも効果が期待できます。あなた自身の髪も年々、ハリ・コシが失われてくるはずなので一緒に使ってみてはどうでしょうか。ただし、容器によっては一般の化粧品よりも雑菌が発生しやすいため、容器は頭皮に直付けせず、片手で垂らしつつ、もう片手で塗り込むよう注意しましょう。

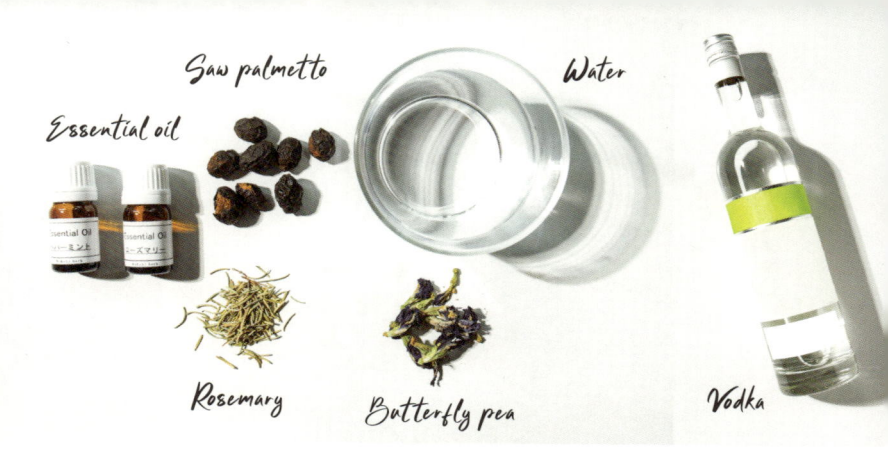

Saw palmetto

Essential oil

Water

Vodka

Rosemary

Butterfly pea

○ 材料（1カ月分）

〈ドライハーブ〉

ノコギリヤシ … 10g

ローズマリー … 10g

バタフライピー … 5g

〈精油〉

ペパーミント … 5滴

ローズマリー … 5滴

ウォッカ … 250mL

水道水 … 70mL

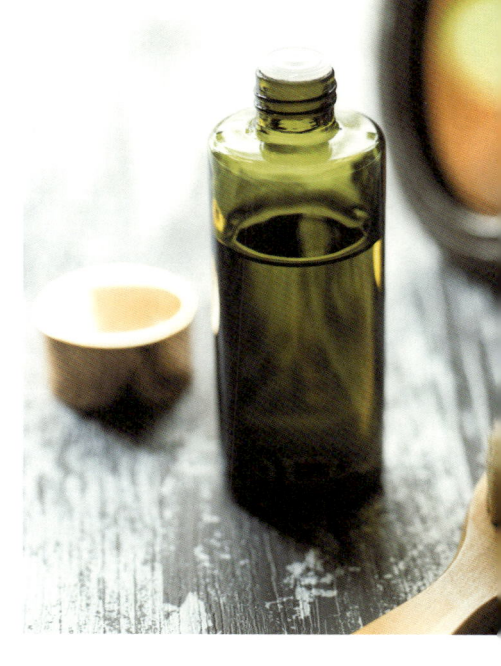

○ 作り方

① ドライハーブ（バタフライピー、ローズマリー、ノコギリヤシ）をウォッカに浸けてハーブチンキにする（最低1週間）。※ノコギリヤシのみトンカチで叩いてから入れる

② 1週間以上経ったら、ハーブを濾す。

③ ハーブチンキ30mLに対し、精油を5滴ずつ入れる。
水道水を加えて、よく混ぜる。
※残ったチンキは1年間保存可能。

① ③

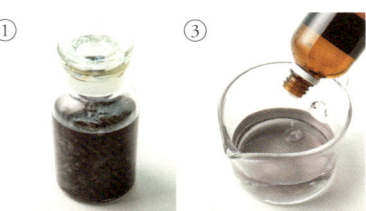

第４章 ── 愛する人へ、植物の贈り物

唇が乾燥してガサガサ

FOR PARTNER

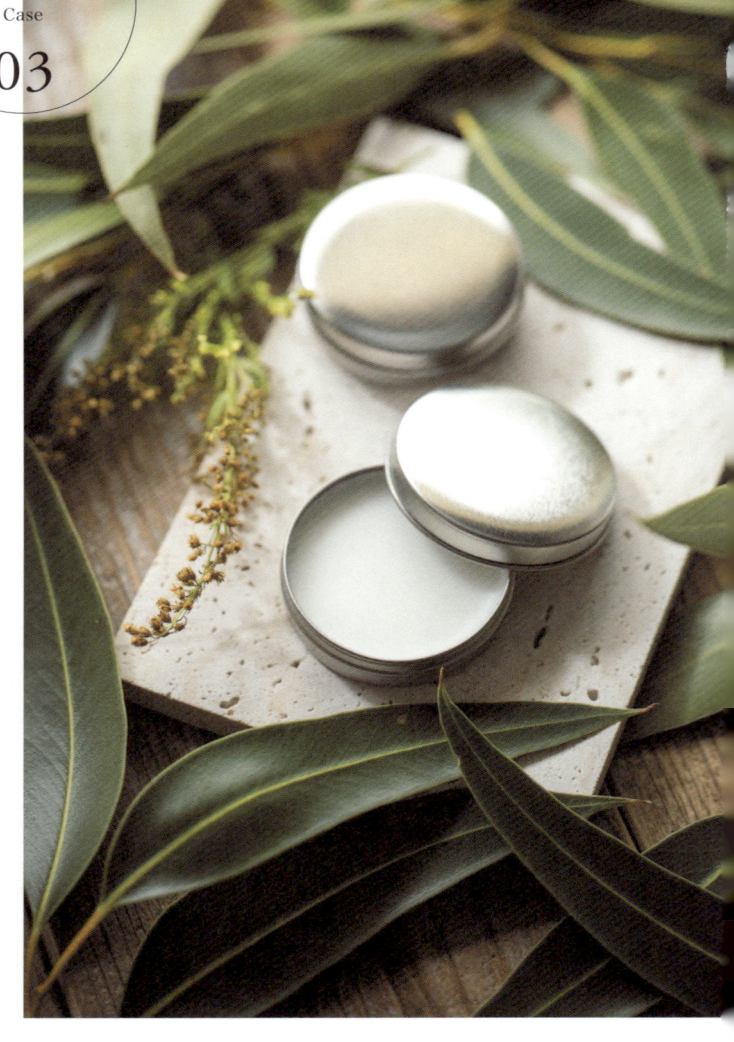

Advice

天然のリップバームで
プルプル唇宣言

唇は、手や顔の皮膚とは違った性質でできており、皮脂腺がありません。そのため、顔のパーツの中でも特に紫外線や乾燥による影響を受けやすく、環境の変化や摩擦などでガサガサになったり、皮剥けしたり、ひどいときは縦ジワになってしまいます。しかも、年齢とともに縦ジワも目立ちやすくなり、ダメージを受けやすくなるので日々のデイリーケアが必要なパーツなのです。1日に数回、乾燥が気になった際にリップクリームを塗り広げるだけ。テクニックは必要ありませんが、縦ジワのある人は、シワに沿ってクリームを入れ込むようなイメージで塗り込みましょう。横に塗ると、届いてほしい部分に届いていない可能性もあります。小さな缶に入れておけば、持ち歩きにも便利。さらに、天然のアイテムなので、口に入っても心配ありません。ただ、バームを入れる前には缶を入念に消毒をしましょう。ちょっとしたプレゼントとしても、リップバームならば相手の負担にならないので、自分の分を作る際にいくつか作っておいて、誕生日やイベントの際に差し上げてもいいでしょう。日常的なフェイスケアは特にしたことがないという男性でも取り入れやすいアイテムだと思います。

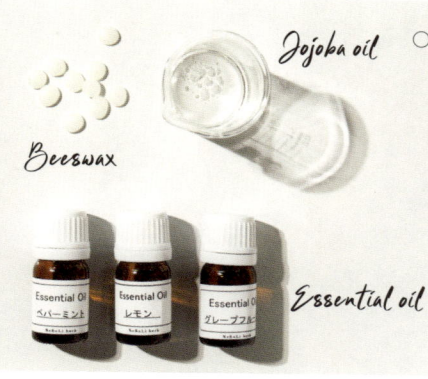

○ 材料（1缶分）
〈精油〉
ペパーミント（またはミント） … 1 滴
レモン … 1 滴
グレープフルーツ … 1 滴

ホホバオイル … 6mL
ミツロウ … 10 粒

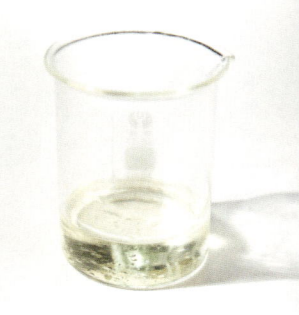

○ 作り方　1缶分（左の写真は2個分です）

① ビーカーにホホバオイルとミツロウをすべて入れ、湯せん（溶けるまで）する。または、レンジ 500 Wで 10 〜 30 秒加熱してとかす。
② ①に精油をすべて入れて混ぜる。
③ 固まる前に缶に入れる。

①

Case
04

食事、タバコ、歯周病、更年期時の不快なニオイに

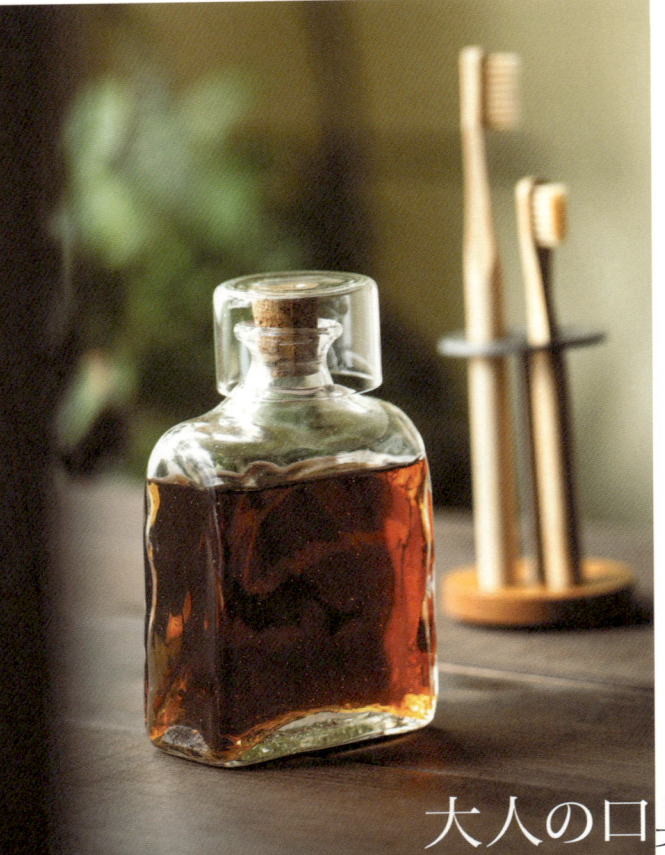

Advice

大人の口臭 を
手作りマウスウォッシュで撃退

市販されているマウスウォッシュには化学物質が多く含まれ、口内にとって刺激が強いものも存在しているように感じます。あの刺激、苦手な人も多いですよね。唾液の減少、口内の細菌バランスが乱れを招くこともあり得ると思います。もちろん、服用するわけではないので、体内への直接的な影響はないとは思われますが、口の中をゆすぐ以上、微量は体内に入る可能性や、口内に傷などがあれば、そこから成分が侵入することも考えられます。

　でも、パートナーの口臭がきつくて、耐えられないことは切実ですよね。また、女性も更年期にさしかかると女性ホルモンの分泌が急激に低下するとともに唾液の分泌量も低下。口の中が乾燥し、知らないうちに口臭が悪化することも。

　家族で使えるハーブのマウスウォッシュでこまめにうがいをしましょう。殺菌・消臭効果を持つハーブスは化学物質に劣らないのです。さらに、口に入れても大丈夫！　やっぱり、安心・安全がいちばんじゃないですか。

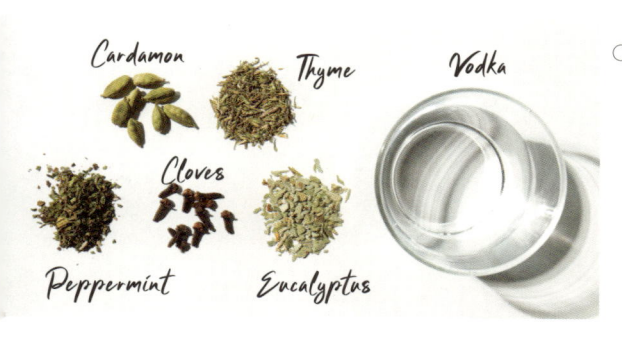

○ 材料（250mL・使用するのはドライハーブ）

カルダモン … 5g

タイム … 5g

ペパーミント … 5g

クローブ … 5g

ユーカリ … 5g

ウォッカ … 250mL

○ 作り方

① 漬ける瓶はすべて煮沸消毒してよく乾かす。瓶に材料をすべて入れる。そのまま直射日光を避けて、最低2週間から1カ月、冷暗所で保管する。

② コーヒーフィルターなどで濾して、清潔な密閉瓶に保管。チンキ1に対して水道水4の割合で薄めれば、手作りマウスウォッシュが完成。
　※チンキは1年間保管可能なので、水で割るのは、2週間分程度にし、その都度作りましょう。

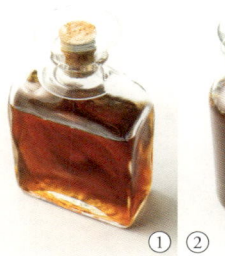

① ②

Case
05

キャンプやバーベキューなど──アウトドアシーンの必需品

　蚊やブヨなどによる虫刺されトラブルは、自分ももちろんですが、子どもや赤ちゃんなどは遠ざけたいですよね。私が幼少の時には、虫よけといえば蚊取り線香ぐらいしかありませんでした。でも、蚊取り線香って、ピレスロイド系と呼ばれる殺虫成分を使用しているので、密閉した部屋などに使うと、他の生物にも影響が出てしまう可能性があるんです。時代は変わり、今では精油の香りで虫を寄せつけないオーガニック系スプレーも多くみられるようになりました。私の第二の故郷でもあるイギリスでは、シトロネラやレモングラスをよく虫よけとして使っていました。

　でも、わざわざ買わなくとも簡単に自宅で作ることができます。虫への忌避効果は、香りが薄れたころに弱まるので、１〜２時間を目安にスプレーをし直しましょう。また、自宅で使う場合、香り成分を分解できない猫には注意が必要なので、使用前に動物病院に相談を！

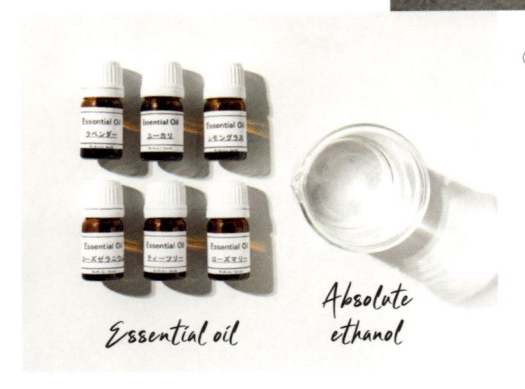

Essential oil

Absolute ethanol

○ 材料（約100mL
・使用するのは精油）
ラベンダー … 10滴
ローズマリー … 10滴
レモングラス … 10滴
ティーツリー … 5滴
ユーカリ … 5滴
ゼラニウム … 5滴
無水エタノール … 20mL
水道水 … 80mL

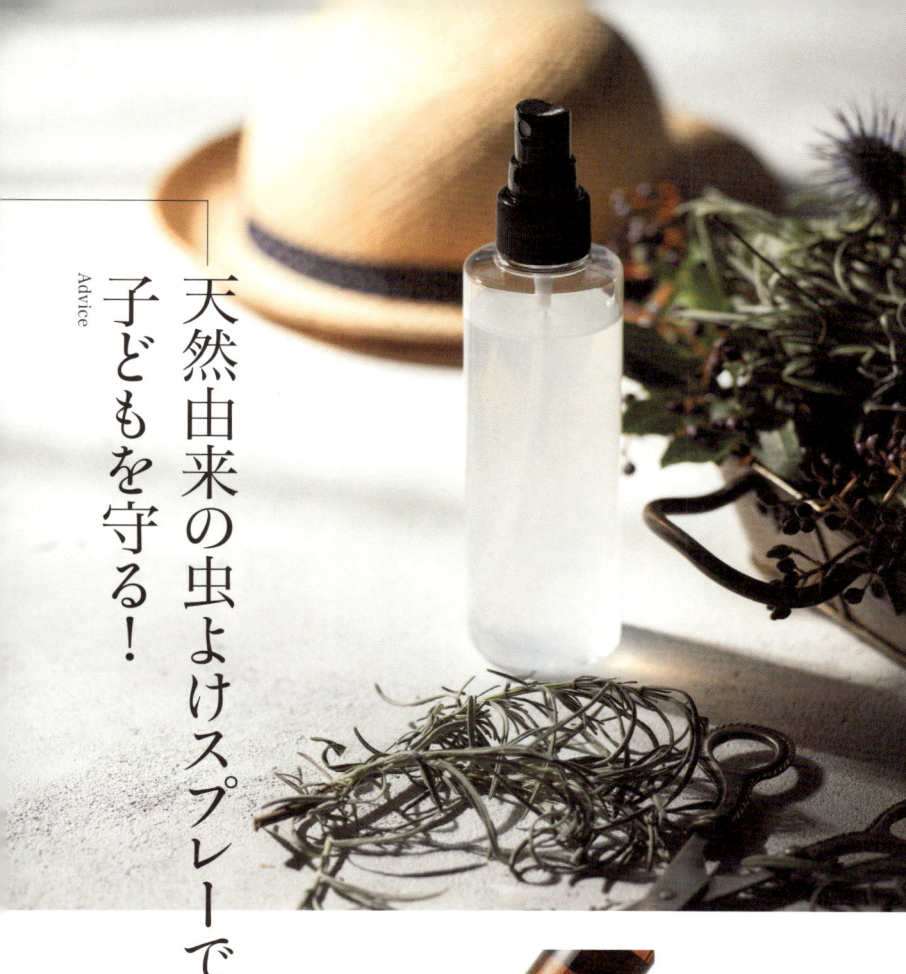

天然由来の虫よけスプレーで子どもを守る！

○ 作り方

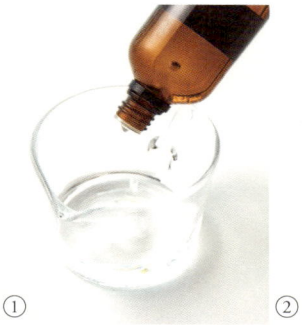

① 先に精油をすべてビーカーに入れ混ぜ、その後無水エタノールを加える。

② 容器ボトルに水道水 80mL を注ぐ。分離しないようによく混ぜたら完成。

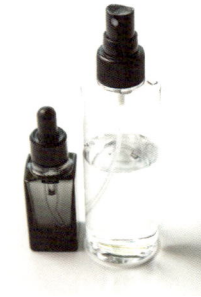

①

②

Case

06

炎天下でのスポーツ時に欠かせない水分補給

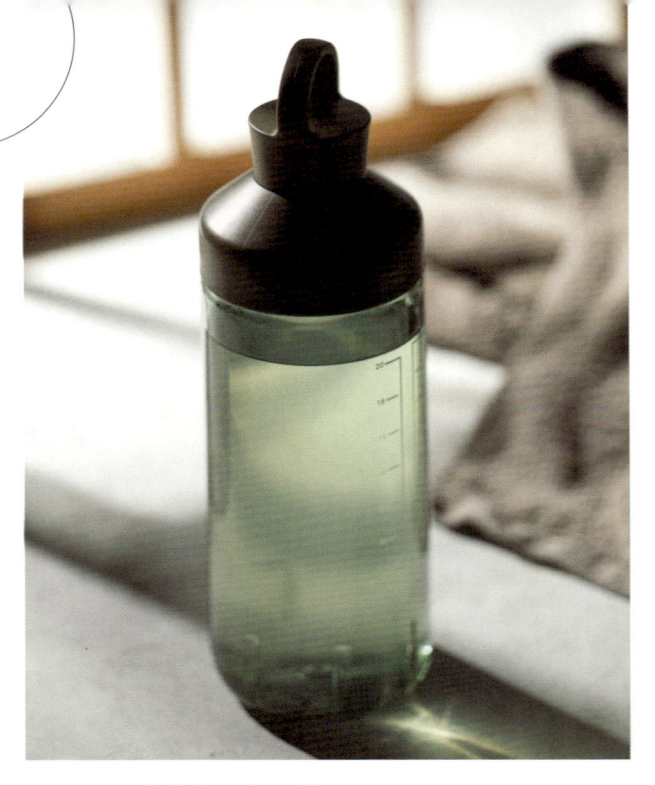

Advice

天然由来のスポーツドリンクで暑さを乗り切る！

　炎天下、子どもがグラウンドで走り回っていると、いつか熱中症で倒れるのではないかとヒヤヒヤするお母さんも多いのではないでしょうか？　また、家に長い時間いがちな高齢の方にもおすすめしたいのが天然のスポーツドリンクです。

　汗で失われた塩分や、疲労回復を促すクエン酸も補給することが熱中症対策では大切です。しかし、摂りすぎも NG。市販のスポーツドリンクだと、塩分

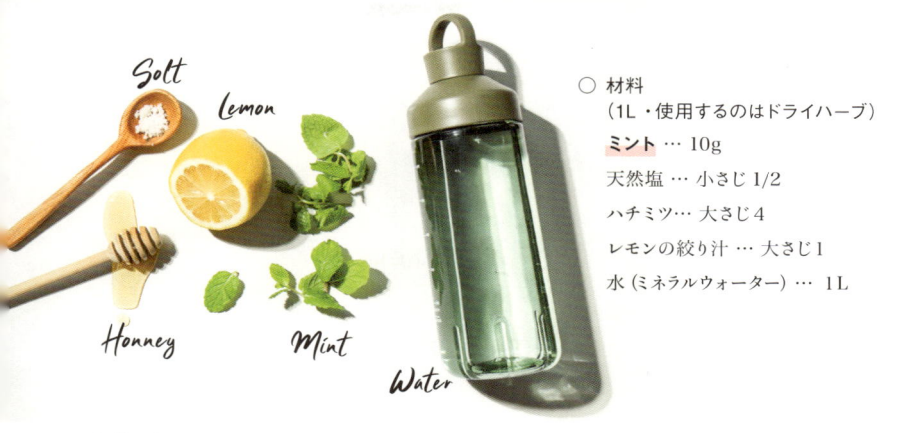

Solt

Lemon

Honney

Mint

Water

○ 材料
（1L・使用するのはドライハーブ）
ミント … 10g
天然塩 … 小さじ 1/2
ハチミツ… 大さじ4
レモンの絞り汁 … 大さじ1
水（ミネラルウォーター）… 1L

○ 作り方

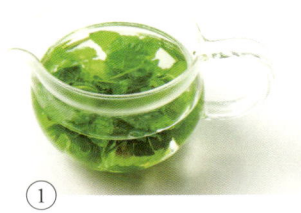

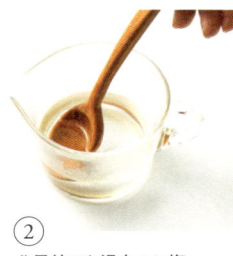

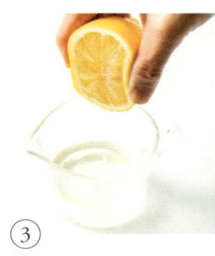

① まずは水を1L沸かし、ティーポットにミントを入れてハーブティーを作って、5分ほど蒸らす。ミントを濾し、粗熱をとる。

② 分量外のお湯少々に塩とハチミツを入れてよく混ぜ合わせておく。

③ ②にレモンの絞り汁を入れて、粗熱がとれた①に加え混ぜる。

や糖分の摂りすぎになってしまうこともあるので、自分で把握できる手作りを是非おすすめしたいです。

　スポーツドリンクに必要な要素は水分、塩分、糖分の3つです。

　　水分はミネラルウォーターを使用します。塩分は精製塩ではなく、塩化マグネシウムや塩化カリウムなどのミネラル分が含まれている天然塩にしましょう。糖分は吸収率を高めてくれるハチミツ（ただし、1歳未満はNG）がベスト。

　　暑い夏は家に冷やしたスポーツドリンクをストックしておくのもいいでしょう。今回はミントティーを使っていますが、カモミールティーやローズヒップティーなどもおすすめです。

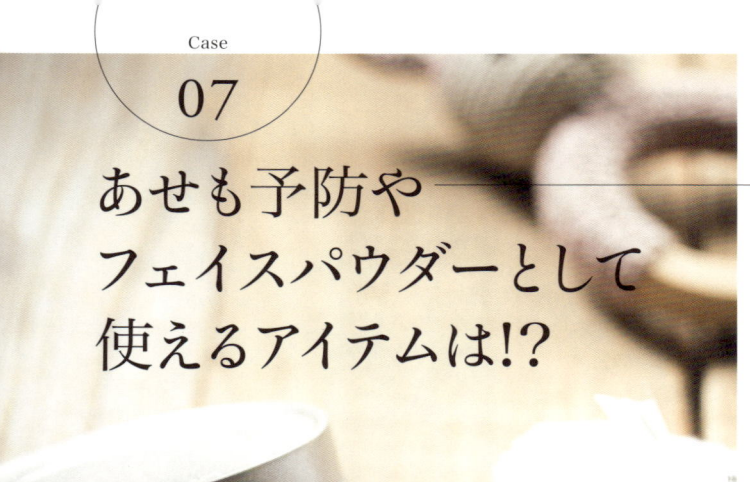

あせも予防や
フェイスパウダーとして
使えるアイテムは!?

Advice

万能パウダーがあれば無敵！

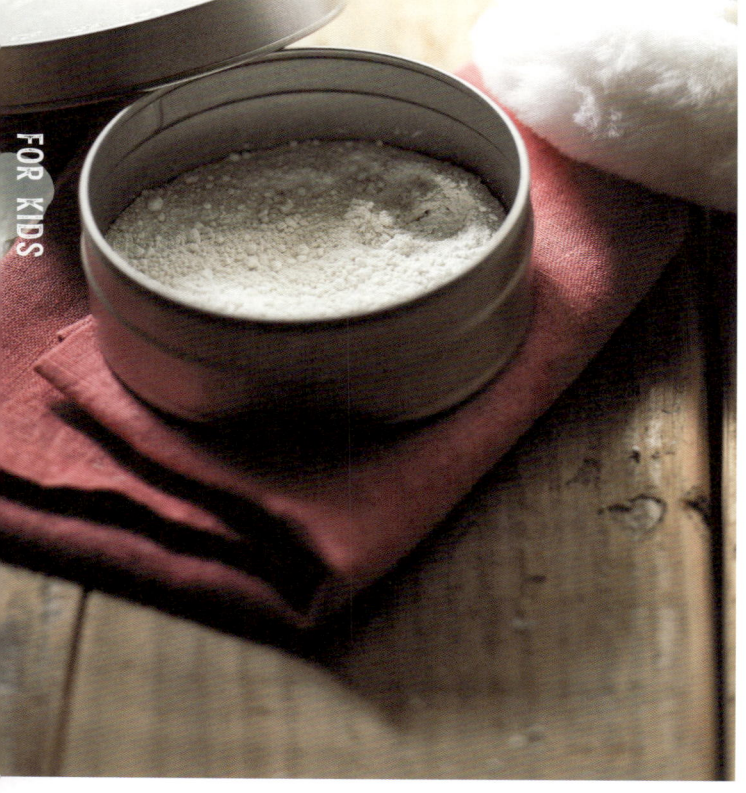

FOR KIDS

赤ちゃんのあせも予防に使用するベビーパウダー。

　今では夏のベタつき予防や皮脂を抑制するテカリ対策のほか、介護用の床ずれ予防のために使用されるアイテムです。とりあえず一家にひとつあれば用途は無限大に広がります。

　最近では、メイクの仕上げにフィニッシングパウダーとしてはたいたり、髪が割れるのを防ぐために使ったりするほか、サンダルを履く前に素足に使えば、ムレ・摩擦を軽減し靴ズレや臭いも防止するといった具合に重宝していると聞きます。

　ベビーパウダーは、お出かけ前にわきや背中にはたくと、汗を吸収してくれ、日中でもサラサラの肌で過ごすことができます。それ以外に掃除にも使えるのがポイント。ベビーパウダーを入れたビニール袋にメイクブラシを入れて、振るだけで筆先に残っていたメイク汚れを吸着してくれますし、ソファやカーペットに振りかけ、掃除機で吸うだけで汚れや匂いを吸着してくれます。

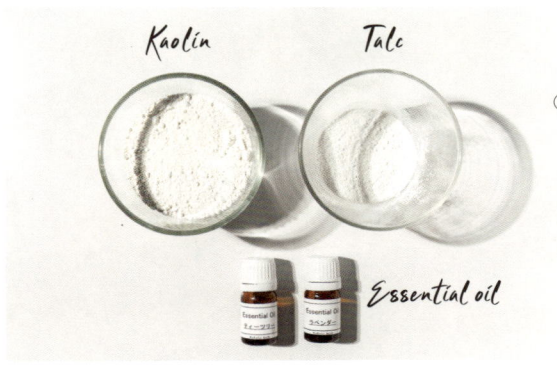

○ 材料（45g・
使用するのは精油）
ラベンダー … 5滴
ティーツリー … 5滴
カオリン（クレイパウダー）… 30g
タルク … 15g

○ 作り方

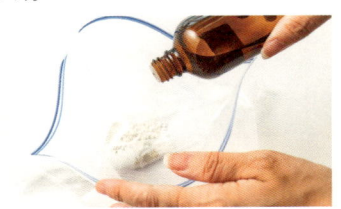

① ジッパー付き保存袋にカオリンとタルクを入れ、その上から、精油を入れる。

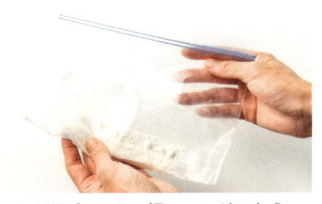

② よく混ざるように揉みこんだら完成。

Case

08

ジェルネイルを繰り返している人は必ず携帯を！──

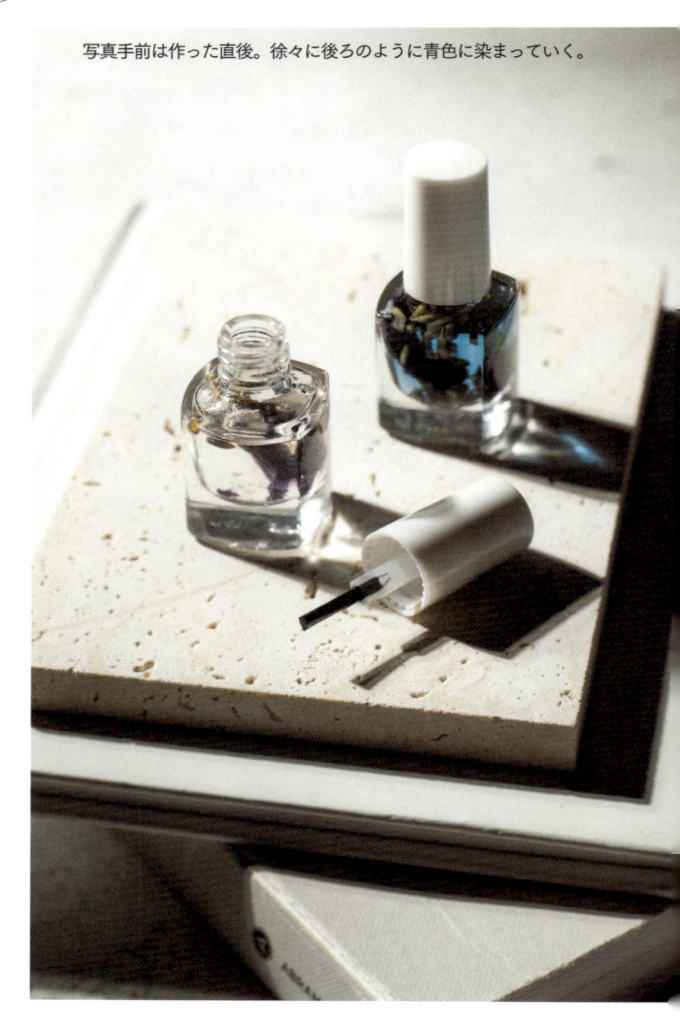

写真手前は作った直後。徐々に後ろのように青色に染まっていく。

Advice

手作りネイルオイルで爪育

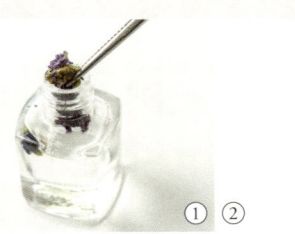
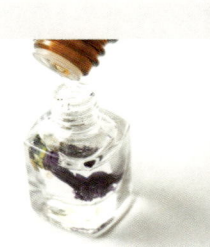

○ 材料（約 5mL）

〈ドライハーブ〉

ラベンダー … 5 粒

マロウブルー … 1 花

〈精油〉

ラベンダー … 4 滴

ホホバオイル … 5mL

○ 作り方

① ネイル容器にホホバオイルを注ぎ、ドライハーブをピンセットで入れる。

② ラベンダーの精油を入れ、よく混ぜ合わせて完成（3〜4日後から使えます）。

① ②

　爪の甘皮は角質が厚くなりやすく、特に乾燥しやすい部位。この部分の保湿を強化しないと、ささくれができたり、爪が割れやすくなったりします。

　特に、ジェルネイルを繰り返し行っている人は、オフした後の自爪の表面にツヤがなかったり、押すとパコっとへこんでしまったりすることも。それは爪が乾燥して薄くなっている証拠です。また、ポリッシュをオフするリムーバーにも一部アセトンが含まれており、爪を乾燥させて傷めてしまいます。

　一度、傷ついた爪は治りません。爪は角質でできているため、皮膚のように再生することが難しく、健康な爪に生え変わるまで、手の爪だと最低半年〜1年はかかってしまいます。

　乾燥して爪が薄くならないためにも、ネイルオイルは女性の必須アイテムです。一日2〜3回、甘皮周りはもちろん、爪の裏側（ハイポニキウム周辺）も保湿を徹底して。

　手洗いや消毒を繰り返すことでも爪が乾燥して割れやすくなるので、普段ネイルをしない人も使用すべき！　これは友人、ママ友、職場の同僚などへのちょっとしたプレゼントにも最適。個人的に「喜ばない人がいないギフトNo.1」って思っています。

Case

09

イライラが発動しても、
すぐに鎮めたい！

FOR FRIENDS

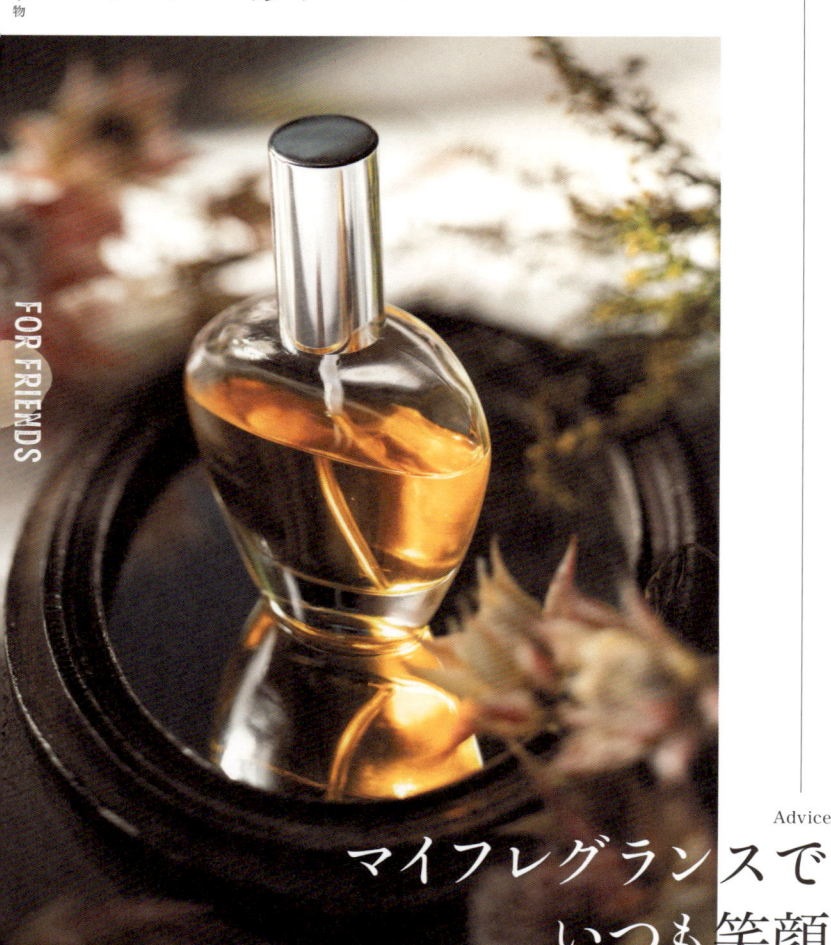

Advice

マイフレグランスで
いつも笑顔

「NeRoLi herb」でハーブティーやチンキの次に人気なのが、香水。思わず自分をハグしたくなるような心地いい天然の香りが広がります。

　リラックス効果の高い「オレンジスイート」と天然の抗うつ剤といわれる「ベルガモット」の精油がたっぷり使用されているから、日常の不安や緊張を吹き飛ばし、イライラやムカムカもスーッと消えていくよう。

　不機嫌な顔で仕事や家事をしていても何もいいことは起きません。特にオフィスで付ければ周囲まで癒す作用があるので、その場の雰囲気も一変して、みんなニコニコ笑顔になりますよ。

　私は、この香水を使用した「ブランケットアロマ」をお客様におすすめしています。ブランケットアロマとは、ブランケットの内側に香水を2〜3プッシュしたあと、中にもぐって3〜5分間瞑想すること。抱きしめられているような安心感を得られ、その日の嫌なこともつい忘れてしまいます。

　この本を通じて、私が言いたいことは、まずは自分を愛して、幸せになることの重要性です。自分は幸せだと実感したあとは、是非、大切な友人に、このフレグランスを作ってあげて、幸せのお裾分けをしてください。

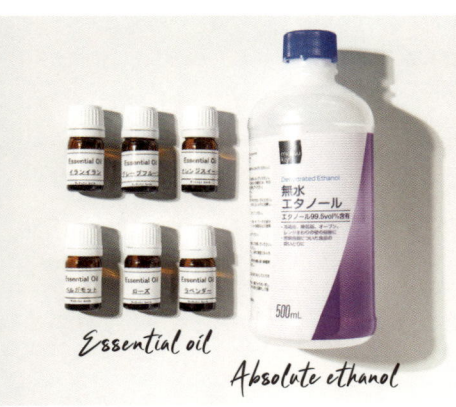

Essential oil

Absolute ethanol

○ 材料（30mL・使用するのは精油）

オレンジスイート … 100 滴（5mL）
ベルガモット … 80 滴（4mL）
イランイラン … 60 滴（3mL）
ローズ … 20 滴（1mL）
グレープフルーツ … 20 滴（1mL）
ラベンダー … 20 滴（1mL）
無水エタノール … 15mL

○ 作り方

① 先に精油をブレンドしてよく混ぜる。
② エタノールを入れ、よく混ぜて完成。

①

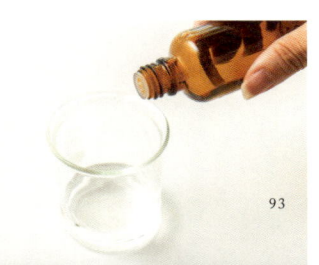

FOR PARENTS

健康の秘訣はふくらはぎにあり!?

私は、ハーブス活用法を、変わりゆく時代と変わらない人間の隔たりを埋めるものだと思っています。植物にはその力が備わっているのです。

今、社会問題になっているのが、高齢化ではないでしょうか?

2040 年には、日本人の 5 人に 1 人が 75 歳以上になるといわれています。超がつくほどの高齢社会が待ち受けている中、あなた自身、そしてあなたのご両親に脚力の衰えを感じることはありませんか? ハツラツと 2040 年を迎えるために、必要なのはふくらはぎを鍛えることなのです。

年齢とともに血液のめぐりが悪くなるのはなぜでしょうか。まずは心臓自体のポンプ機能の低下が挙げられますが、足の筋肉量が減って、静脈血を心臓に戻す働きが弱くなることも大きな要因といえるようなのです。

ふくらはぎは、「第 2 の心臓」といわれますが、心臓から遠く低い位置にある足先は、血液が最も流れにくい場所です。年齢とともにふくらはぎが筋肉を収縮させる力が低下し、血流がスムーズではなくなり、酸素や栄養が全身に行きわたりにくくなるのです。

何もしないと、ふくらはぎは硬くなり、同時にアキレス腱まわりの筋力が弱まって、脚力も下がっていきます。逆に、ふくらはぎが健康だと、下半身の血流が促進され、足先から心臓へ

Advice

ボディオイルで
毎日トリートメント

血液を送り返す筋ポンプ機能がしっかり働くので、冷えやむくみなどの血行不良からくる不調や低血圧症状などの緩和も期待できます。結果、長時間歩いたり立ったりしても疲れにくくなるため、脚やひざへの余計な負担も軽減されます。

　また、シニア世代の転倒によるねんざや骨折などの怪我を防ぐには、ふくらはぎのマッサージが有効だと、知り合いでエステティシャンの柴田先生に伺いました。天然のボディオイルを使用して（サイプレスがあれば5滴入れてください）、次ページのマッサージを行ってみてください。

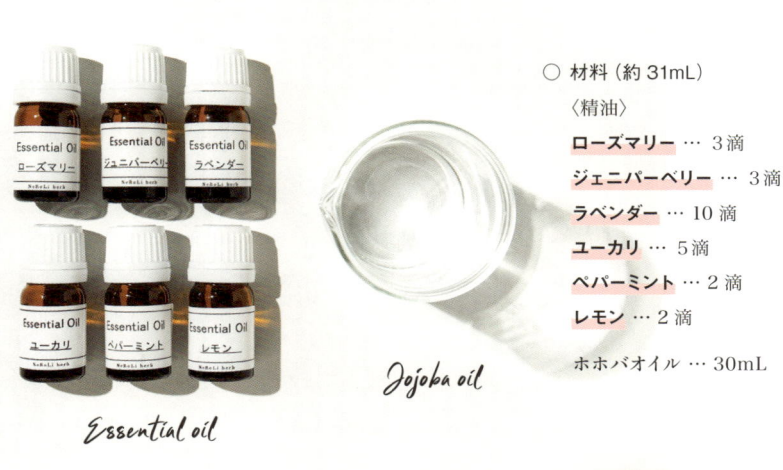

Essential oil

Jojoba oil

○ 材料（約31mL）

〈精油〉

ローズマリー … 3滴

ジェニパーベリー … 3滴

ラベンダー … 10滴

ユーカリ … 5滴

ペパーミント … 2滴

レモン … 2滴

ホホバオイル … 30mL

○ 作り方

① 精油をすべて入れてよく混ぜる。

② ホホバオイルを入れてよく混ぜて完成。

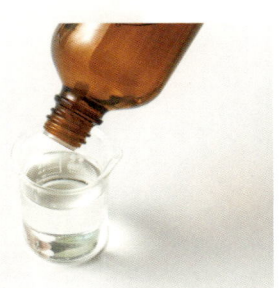

②

「PUREVATE WELLNESS SPA」の
柴田季保さんに聞いた

ボディオイルを使った「ふくらはぎマッサージ」

「体を動かす筋肉の量は40歳くらいから徐々に低下し、60歳代にはピーク時の約70%台まで低下するといわれるそう。意外なことに、筋力低下を起こしやすいのは女性よりも男性。そして上半身よりも下半身に起こりやすい傾向にあります。筋肉低下によりからだのこわばりや疲れも出やすくなるため日頃からの『ふくらはぎマッサージ』がおすすめだそう。第二の心臓と言われるふくらはぎですが、各々の臓器のツボが存在している足裏までしっかりほぐしましょう。太ももの鼠径部に向かって下から上にマッサージを行って」(柴田さん)

Q ふくらはぎマッサージの効果には
何が期待できますか?

A 心臓などの臓器の負担を抑え、血圧が安定したり、基礎代謝が向上したり、体脂肪を燃焼しやすくなります。そのほか、自律神経の乱れを整え、不眠などの改善や、免疫力がアップし風邪にかかりにくくなるなどの効果も期待されます。50歳以降の人には1日5〜10分、オイルを使ってマッサージを行ってもらいたいです。

Q ふくらはぎマッサージの方法を教えてください。

A
① ふくらはぎに手のひらを密着させ、足首からひざ裏の膝窩（しっか）リンパ節まで両手で痛気持ちいい程度の圧で刺激する。

② ひざを少し開くように座り、両手のひらを足首に当てて、タオルをしぼるように手を互い違いに動かしてふくらはぎの内側を刺激。

③ ひざ上からもものつけ根の鼠径リンパ節に向かって痛気持ちいい程度の圧で刺激する（①〜③を両脚とも行う）。

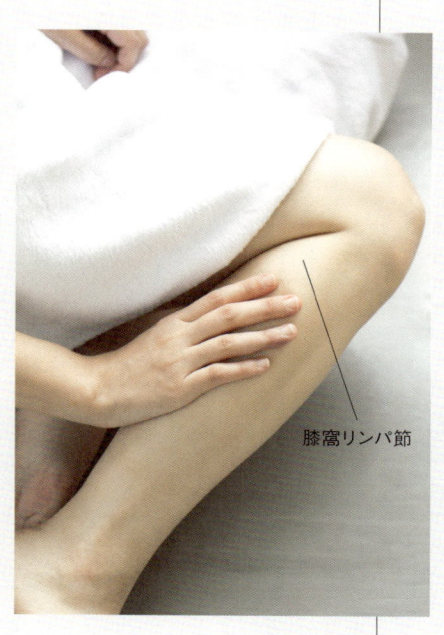

膝窩リンパ節

Q いつ行うのがベストですか？

A 食後は、消化のために内臓に血液が集中するので好ましくありませんがそれ以外は気づいたときでいつでも構いません。例えば、体が温まっているお風呂上がりや起床直後の体が動きにくいとき、運動の前後、からだが疲れているときなどはベストでしょう。

Case

11

夜の咳にお困りの方に

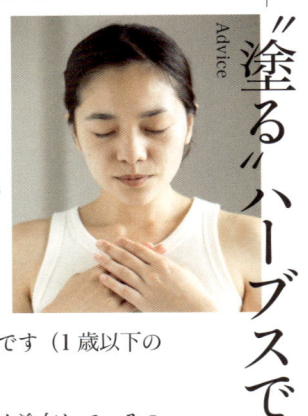

"塗る"ハーブスで、夜もぐっすり！

Advice

　夜になると、咳が止まらないときってありますよね。３日以上続くなど、長引いている場合は、ウイルス感染などの可能性もあるので、医療機関で検査してもらったほうがいいのですが、空咳以外の症状が特になく、水分補給や加湿器の使用で咳が治まるようであれば、私の子どもの場合は、自宅で様子を見ていました。

　その時に使っていたのが、"塗る"ハーブスです（１歳以下のお子さんは使用不可）。

　使い方はとても簡単。胸・のど・背中に優しく塗布して、そのあと深い呼吸をしましょう。ベタつきが気になる場合は塗った部分にガーゼなどを貼ってもいいでしょう。

　深呼吸のポイントは、長くゆったり吐くこと。精油の香りを吸いながら、深い呼吸をすることで気持ちの高ぶりを鎮め、副交感神経を優位に働かせて心身を緊張やストレスから解放し、深い眠りに導きます。咳が止まらない夜は是非トライしてみてください！

○ 材料（１回分）

〈精油〉

ラベンダー … ５滴
ティーツリー … ５滴
フランキンセンス … ２滴
セージ … １滴
ホホバオイル … 30mL

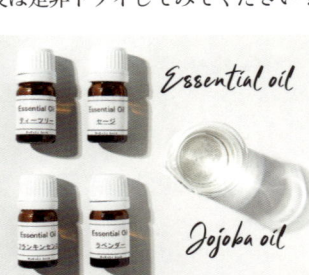

Essential oil

Jojoba oil

○ 作り方

　容器に精油をすべて入れブレンドし、そのあとにホホバオイルを入れ よくかき混ぜる。

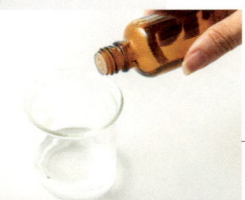

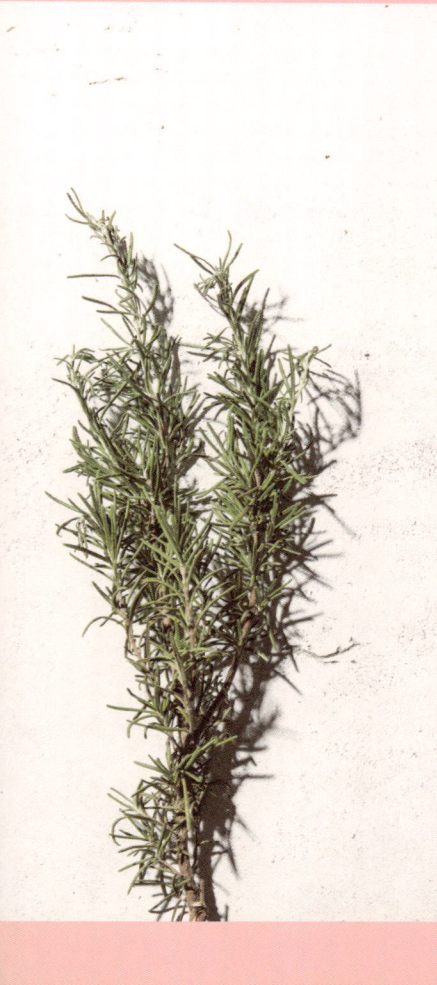

第 5 章

食卓が豊かな
香りで溢れる

五感に
働きかける
ハーブス料理

前半は調味料にもなって、
どんなに使ってもヘルシーな
「クッキングハーブ」を使った料理を。
後半は、友人が来たときや
パーティにも使える
ハーブの主菜・副菜＆デザートを
紹介します。
食べることは生きることなんです。
あなたが今日食べたものが、
明日の活力になるのです。
植物との共生は、
心の状態も作ってくれます。

You are what you eat.

昔、私たち人間は、満腹感を求め、食事をしていました。それが、1970年代頃からは、加工食品や製造技術によってレトルト食品ができたり、ファストフードができたりして、私たちは"便利さ"を求めてきました。現在は、もうひとつ上のフェーズに行く準備期間の時期だと思っています。健康のために食事をする時期のような気がしています。

自分のからだは、食べたものでできています。それは、生まれてくる細胞の質が食事の質に影響されているってこと。

だからこそ、少し面倒だと思うことをやってほしいんです。

例えば、コロッケひとつ食べるのも、お惣菜で買ってくれば楽だし、作るより安いかもしれません。

でも事前に、電子レンジで加熱したあと、マッシュしたじゃがいもに米粉の衣をつけて冷凍さえしておけば、オリーブオイルいっぱいのフライパンで揚げ焼きするだけで、いつでもおいしいコロッケになるはず。その手間を、面倒だと思わないでほしいのです。

それでも、料理は少し苦手というお客様の声を受けて、私は"クッキングハーブ"という調味料を作りました。ハーブを4種類混ぜるだけ。いつもの料理に加えるだけですべてがイタリアの風香る、おいしい料理に変わります。チャーハン、パスタの味付けとしてもおすすめですし、もちろん、コロッケの衣に混ぜても美味。これがあるだけで、塩分を控えられ、お料理の幅もグッと広がるはずです。次から、クッキングハーブで作るレシピの一部を紹介しますので、是非、参考にしてみてください！

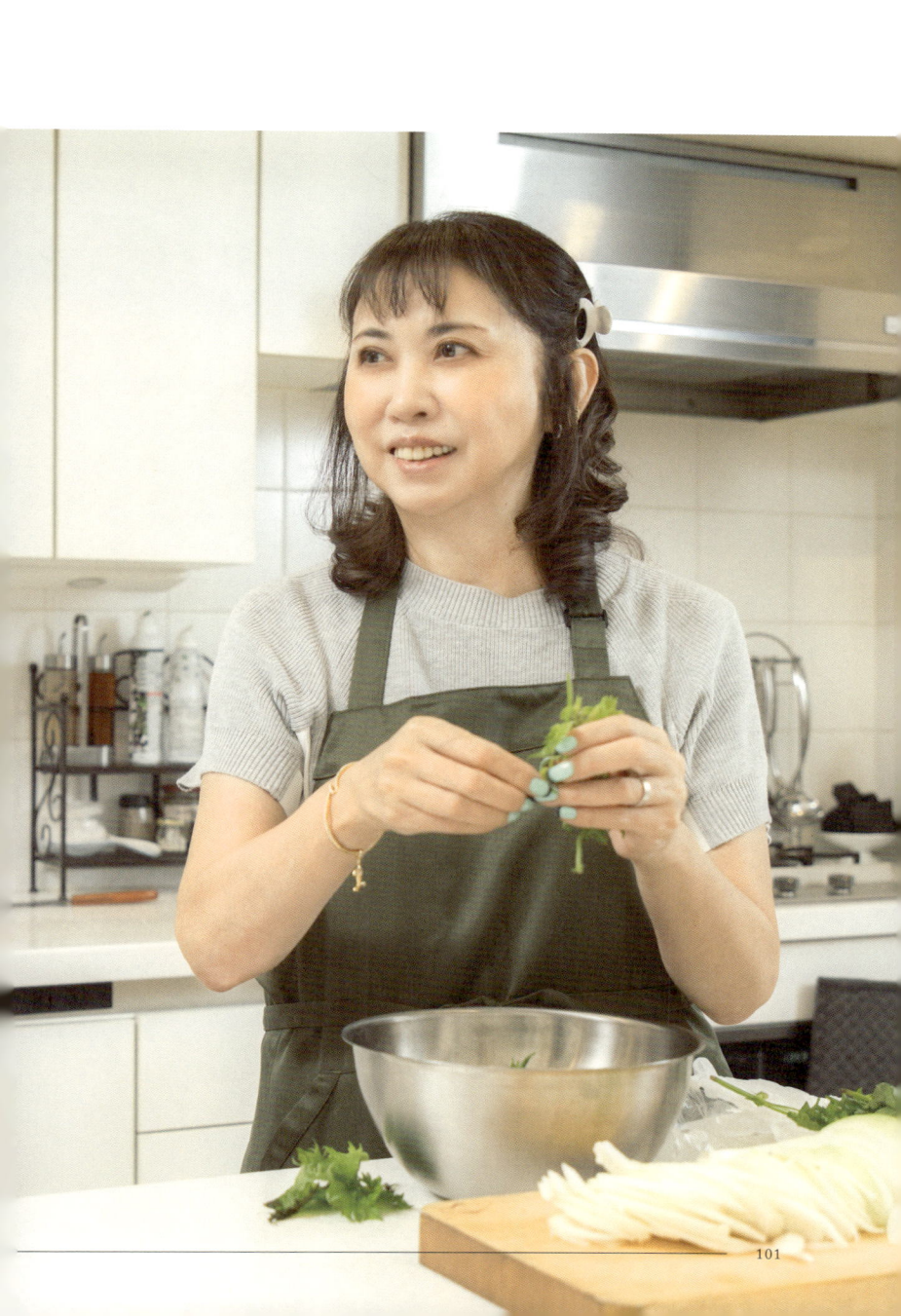

万能調味料！
クッキングハーブを作ろう

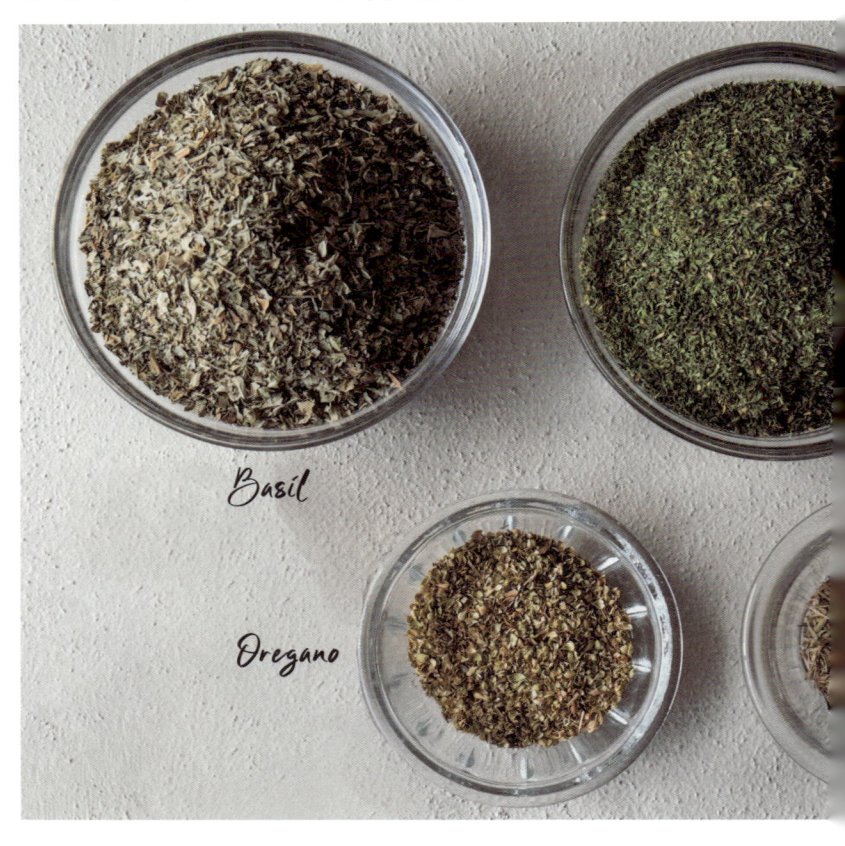

クッキングハーブ

○ 材料（100g・すべてドライハーブ）
バジル … 45g　**パセリ** … 45g　**オレガノ** … 5g　**タイム** … 5g

○ 作り方
1　4種のドライハーブを大きなボウルに入れてよく混ぜたら完成。
2　粗い場合はミルにかけて。

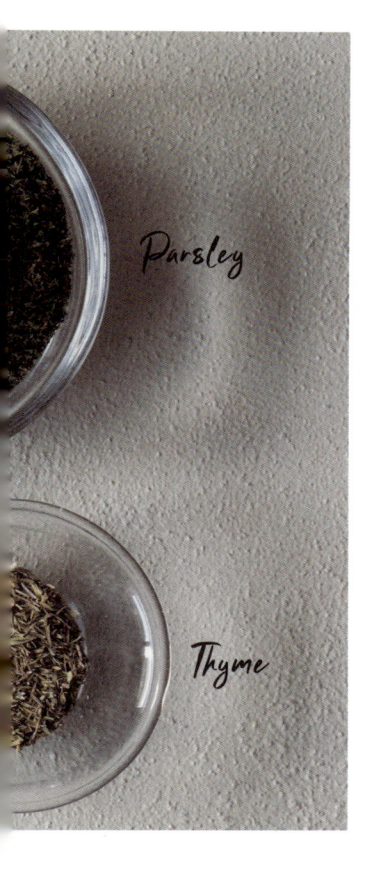

Parsley

Thyme

　料理の味を整える、欠かせない「調味料」。調味料というと、塩・こしょうから、味噌、ケチャップ、マヨネーズなど、さまざまな種類がありますが、ここで紹介するのは、**自家製の「クッキングハーブ」**。

　添加物も入っていないし、ハーブの香りが強めなので塩味を減らすこともできる、「NeRoLi herb」でも大人気の調味料です。**作り方はとても簡単。4種のハーブを混ぜておくだけ。**何にかけても、自宅の料理が一流レストラン級のお料理に変身するんです。私もこの調味料は欠かしたことがなく、ホームパーティやおうちで一人ごはんのときにじゃんじゃん使っています。

　からだに悪いものは入っていないので、たくさんかけても大丈夫。スープやソースの隠し味にしてもよし、パスタやチャーハンにかけてもよし、また、フライを作る際の衣など、料理の下ごしらえに加えるだけで、簡単にヘルシーなハーブ料理に変身します。

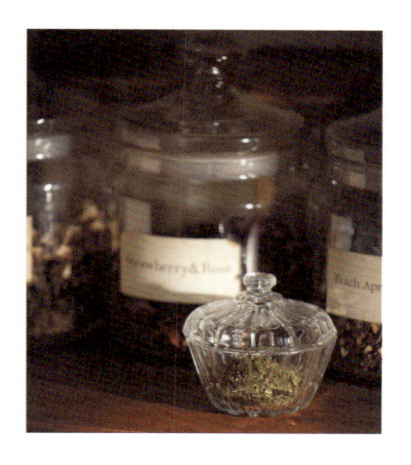

カキのハーブチャウダー

にんじんや玉ねぎといった野菜の風味が活きたスープ。

○ 材料（4人分）

加熱用のカキ … 200 g

ベーコン … 50 g

じゃがいも … 中1個

にんじん … 1/2本

玉ねぎ … 1個

セロリ … 1/2本

オリーブオイル
　… 大さじ1

バター … 20 g

米粉（薄力粉でも可）
　… 大さじ2

水 … 1カップ

豆乳（牛乳でも可）… 2カップ

塩 … 小さじ1/2

胡椒 … 少々

クッキングハーブ … 大さじ1

○ 作り方

1　カキはやや濃いめの塩水（分量外）で洗い、流水で洗って水気をふく。

2　ベーコンは1cm幅に切る。じゃがいもは2cm角に切る。にんじんは小さめの乱切りにする。玉ねぎ、セロリは粗めのみじん切りにする。

3　鍋にオリーブオイル、バターを入れて火にかけ、ベーコン、玉ねぎ、セロリを加えて炒める。

4　玉ねぎが透き通ってきたらにんじん、じゃがいもを加えてさらに炒め、米粉を加えて粉っぽさがなくなるまで炒める。

5　水、クッキングハーブを加え、蓋をして弱火で約10分煮込み、野菜がやわらかくなってきたら豆乳、塩、胡椒を加えて約5分煮る。最後にカキを入れ、火が通るまで煮込む。

[POINT食材]　　にんじん

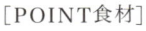
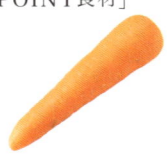

体内でビタミンAに変わるβ-カロテンが豊富です。β-カロテンには体内の活性酸素を減らす抗酸化作用があります。目や肌の健康を保つ野菜のひとつです。

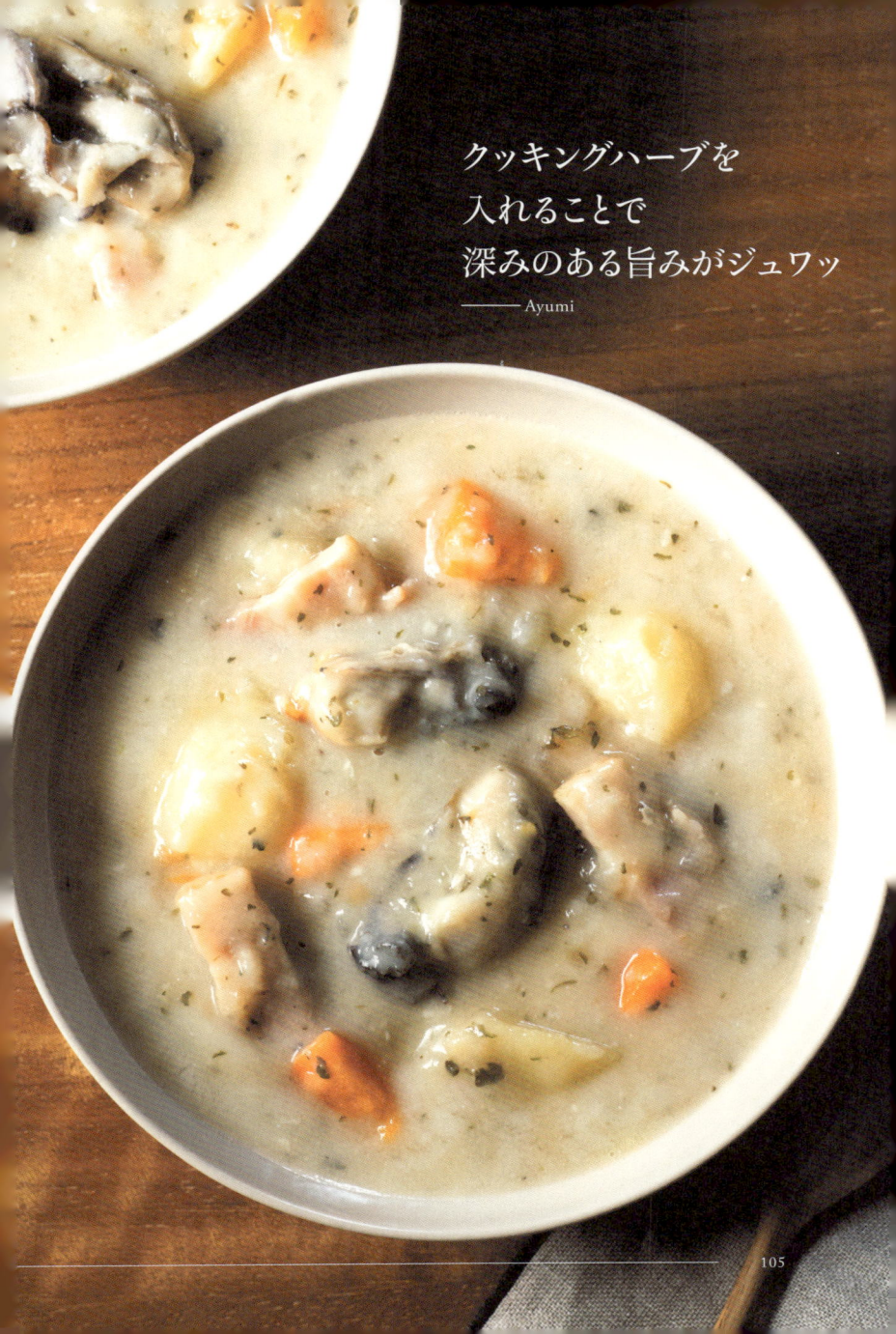

クッキングハーブを
入れることで
深みのある旨みがジュワッ
—— Ayumi

大根とツナのハーブ煮

材料が少ないのにコクがしっかりあり、もう一品欲しいときの便利なおかず。手間も食材も少なくてすみます。

○ 材料（4人分）

大根 … 1/2 本

ツナ缶（食塩無添加）… 1 缶

パセリ … 少々

A 水 … 1 カップ

　塩 … 小さじ 1/2

　きび砂糖 … 小さじ 2

　酒 … 大さじ 2

　クッキングハーブ … 大さじ 1

オリーブオイル … 大さじ 1

○ 作り方

1　大根は乱切りにする。ツナ缶は缶汁をきる。パセリはみじん切りにする。

2　鍋にオリーブオイルを入れて火にかけ、1の大根とツナを入れて炒め、大根の表面が透き通ってきたらAを加え、蓋をして弱火で 10 ～ 15 分煮る。

3　大根がやわらかくなったら器に盛り、パセリをちらす。

[POINT食材]　大根

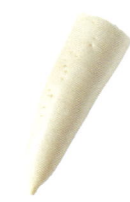

大根にはジアスターゼというでんぷん分解酵素が含まれています。消化を助け、胃酸過多や胃もたれなどを防ぐ効果が期待できます。

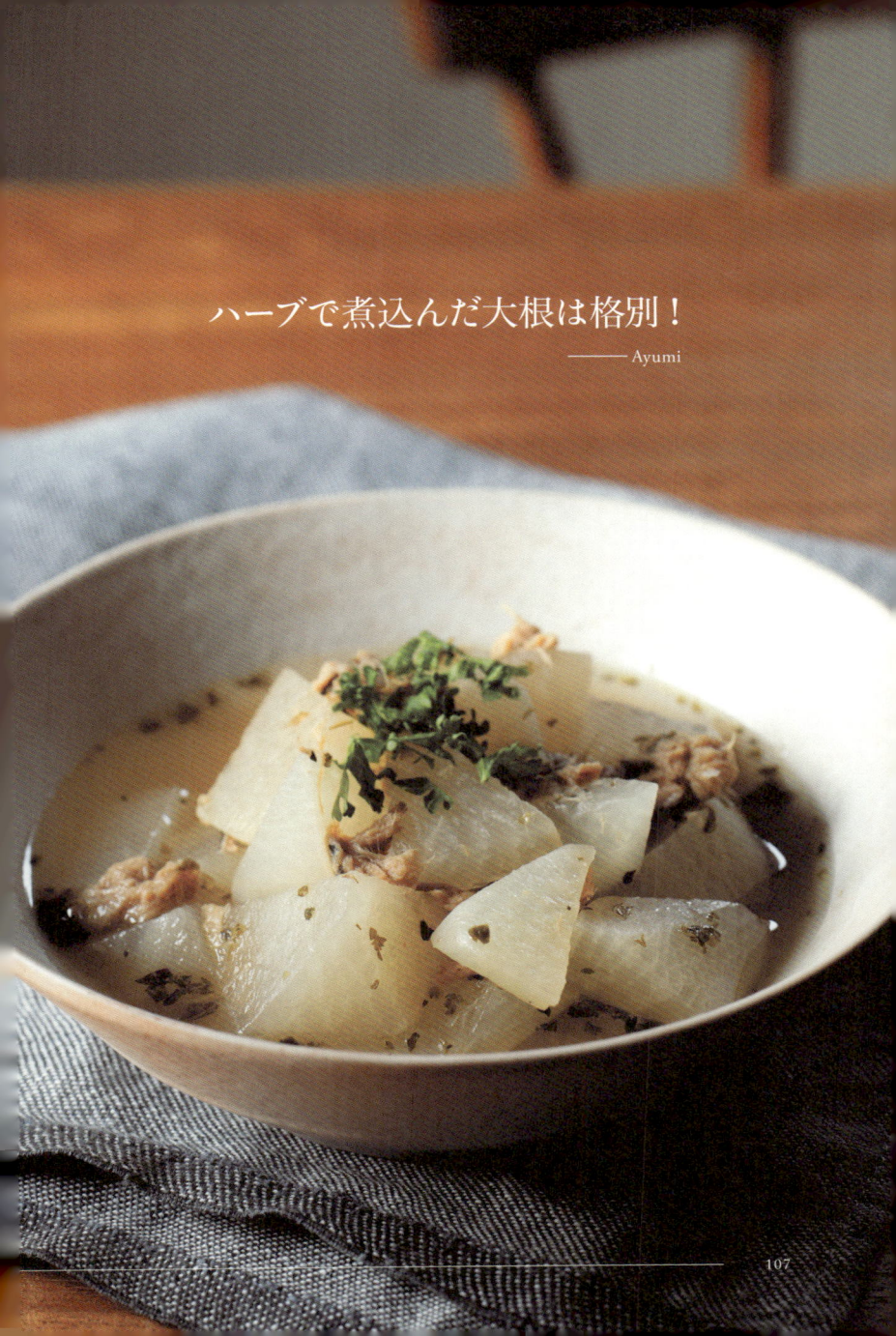

ハーブで煮込んだ大根は格別！

——— Ayumi

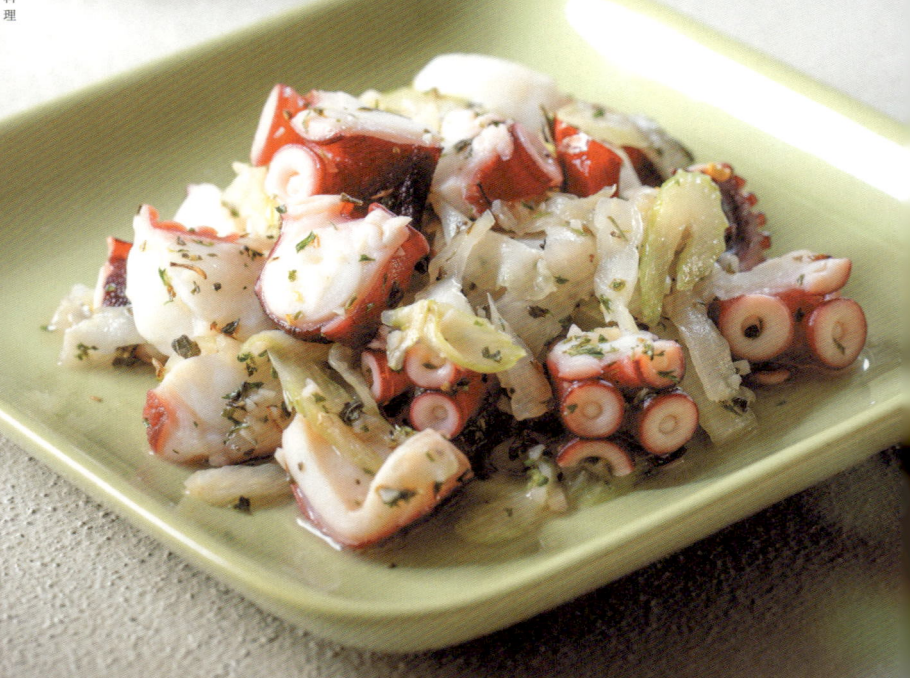

セロリとクッキングハーブの香りが
タコを引き立てます
—— Ayumi

タコとセロリのハーブ炒め

お酒のつまみにぴったりのヘルシー炒め。そのまま食べられる食材ばかりなので炒める時間が短いのもGOOD！

○ 材料（4人分）
真ダコ（足部、茹でたもの）… 200 g
セロリ … 2本
にんにく … 2片
オリーブオイル … 大さじ1
赤唐辛子（鷹の爪）… 1本
塩、胡椒 … 各少々
クッキングハーブ … 小さじ2

○ 作り方
1　タコはぶつ切り、セロリは筋を取り除いて斜め薄切り、にんにくはみじん切りにする。
2　フライパンにオリーブオイルとにんにく、赤唐辛子を入れて弱火にかけ、香りがでてきたらタコとセロリを加えて中火で炒める。塩、胡椒、クッキングハーブを全体にかけて混ぜ合わせる。

[POINT食材]　セロリ

血圧を下げる効果のあるカリウムが豊富。また、香り成分のアピインは、精神的安定や、抗酸化に長けています。

鶏ひき肉のダイエットシュウマイ

ダイエット中にお肉が食べたくなること、ありませんか？　そんな時にぴったりの一品。

○ 材料（4人分）

鶏ひき肉(むね) … 300 g
玉ねぎ … 1/2 個
生しいたけ … 2 個
A **クッキングハーブ**
　　… 大さじ 1/2
　酒 … 大さじ 1
　ゴマ油 … 大さじ 2
　おろししょうが
　　… 大さじ 1/2
　片栗粉 … 大さじ 1

小松菜 … 1 株
にんじん … 20 g
＜つけダレ＞
醤油 … 適量
からし … 適量

○ 作り方

1　小松菜は5cm幅に切り、にんじんは薄切りにする、耐熱皿に入れ、水少々（分量外）をふりかけ、ラップをかけて600Wの電子レンジで約1分加熱する。

2　玉ねぎ、生しいたけをみじん切りにして、鶏ひき肉、Aと混ぜ合わせる。

3　2を16等分に分けてシュウマイの形に丸め、耐熱皿に入れる。ラップをかけ、600Wの電子レンジで約3分加熱する。

4　1を器に敷いて、その上に3を盛りつける。つけダレをつけていただく。

[POINT食材]　　　生しいたけ

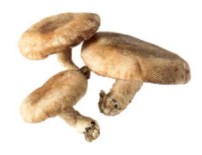

食物繊維（不溶性食物繊維）がきのこ類のなかでも飛び抜けて豊富。骨の材料となるカルシウムとリンの吸収を促進するビタミンDも豊富に含まれています。

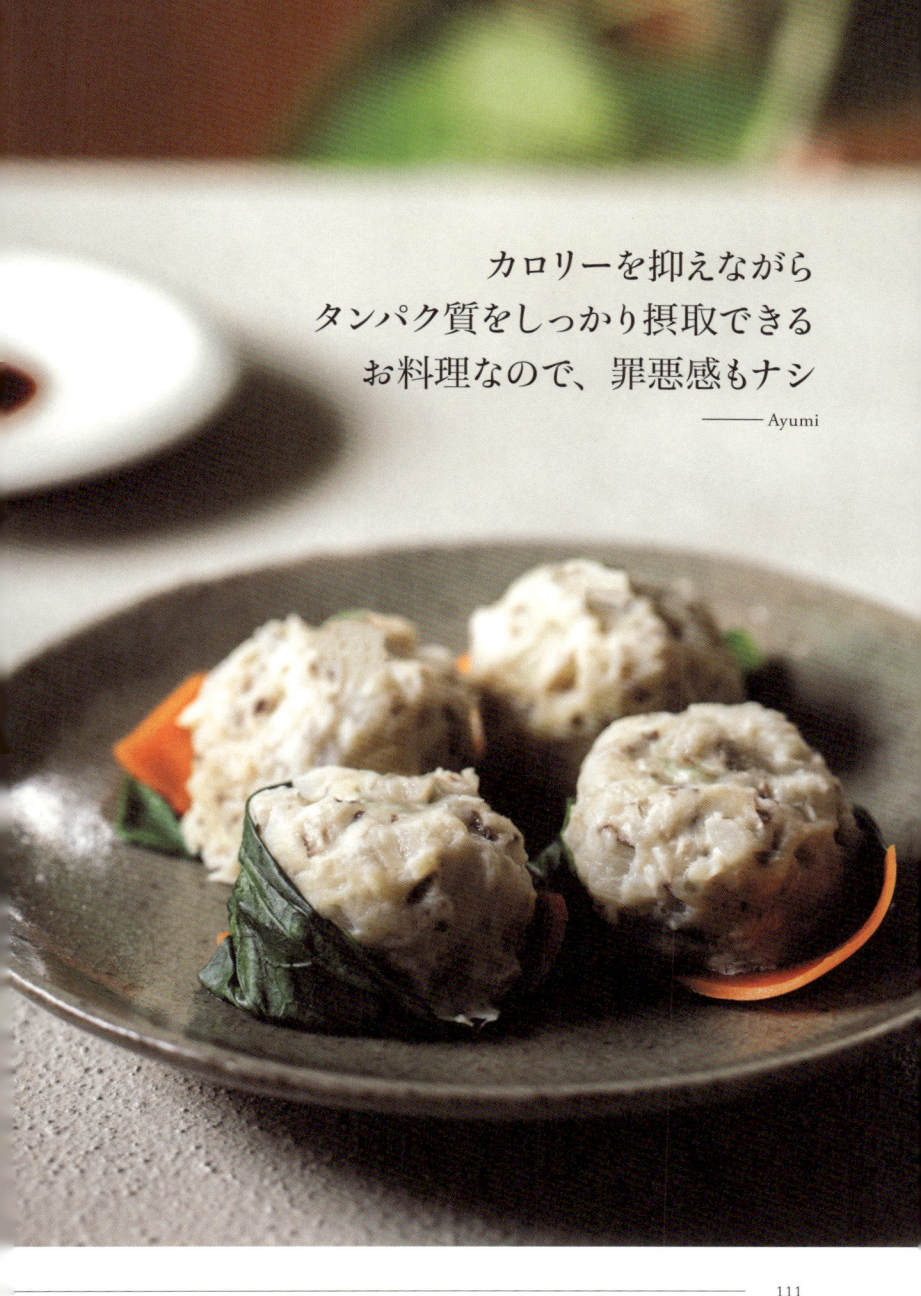

カロリーを抑えながら
タンパク質をしっかり摂取できる
お料理なので、罪悪感もナシ

—— Ayumi

ビールに合う、最高のおつまみ

—— Ayumi

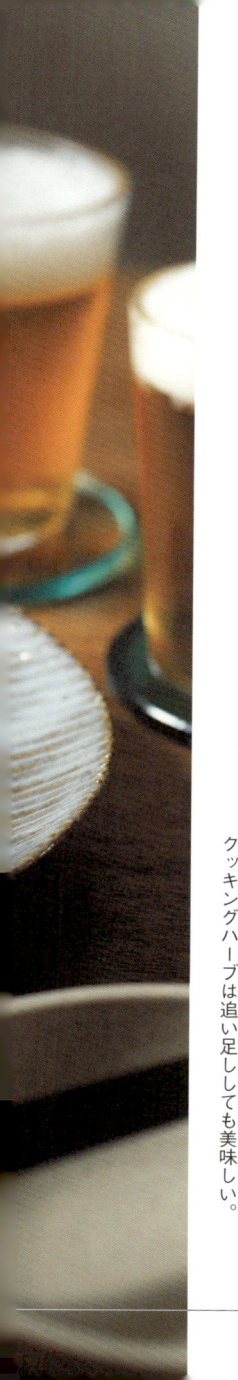

トマトとアボカドのハーブ春巻き

一口食べると、ジューシーなトマトとアボカドが、口の中で弾ける、技あり春巻き。クッキングハーブは追い足ししても美味しい。

○ 材料（4人分）

春巻きの皮 … 8枚
アボカド … 1個
生ハム … 8枚
ミニトマト … 8個
とろけるチーズ
　… 大さじ4
トマトペースト
　… 大さじ2

クッキングハーブ
　… 大さじ1
A　米粉（薄力粉でも可）
　　… 大さじ1/2
　水 … 大さじ1/2
揚げ油 … 適量

○ 作り方

1　アボカドは1cm角に切る。ミニトマトは縦に1/4に切る。生ハムは半分に切る。

2　春巻きの皮の手前側に、トマトペーストを横に塗り、8等分にした1の具材ととろけるチーズ、クッキングハーブをのせたら左右を折りたたみながら巻いていく。巻き終わりにAを合わせたものを塗ってとめる。同様にして全部で8個作る。

3　揚げ油を170℃に熱し、2を入れて上下を返しながら表面がきつね色になるまで揚げる。

[POINT食材]　アボカド

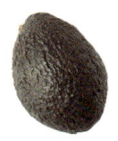

アボカドに含有されるビタミンEには肌荒れの改善や細胞の新陳代謝を促す効果があるため肌にうるおいをもたらします。さらにビタミンCも多く含まれ、疲労回復などの効果も期待できます。

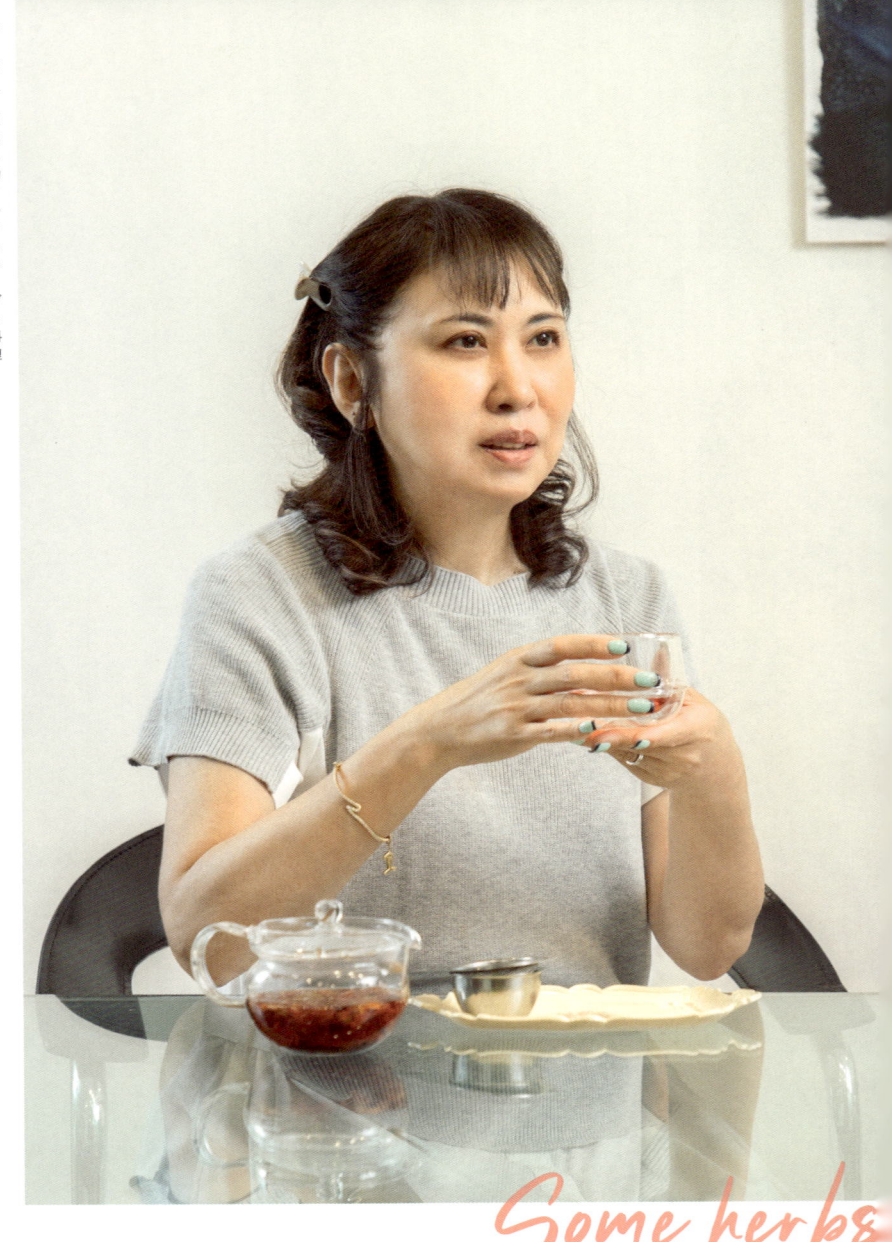

Some herbs

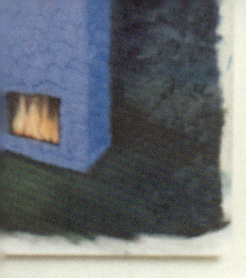

「自宅には、しょっちゅう友人や仕事仲間が集まるんです。そこで振る舞うのは、その時々の旬な野菜を使ったハーブ・野菜料理の数々。といっても、実は手間ひまをかけたものではありません。すべて、炒めるだけ、火を通すだけで、あとは、塩麹や自家製ケチャップなどに頼っています。

多くのハーブには抗酸化物質が豊富に含まれており、これらは体内の酸化ストレスから細胞を保護し、消化を助けたり、風邪の予防にもなったりするといわれています。だから、うちではもてなす料理もお酒もお茶もデザートも、ハーブスたちをふんだんに入れるようにしています。

ヘルシー料理を食べる際に、もうひとつ大事だと思うことがあります。それは食卓を囲んで『笑うこと』。

数年前には黙食なんて言葉も流行りましたが、やはり食を楽しむことがいちばん。笑うことで、体内でエンドルフィンやセロトニンといった幸せホルモンの分泌が促され、逆にストレスを感じると分泌されるコルチゾールのレベルが低下します。笑顔で食べていただきたいから、私はホームパーティが好きなのかもしれません。今回、分量を細かく書いていますが、割合はご自身の目安で十分です」

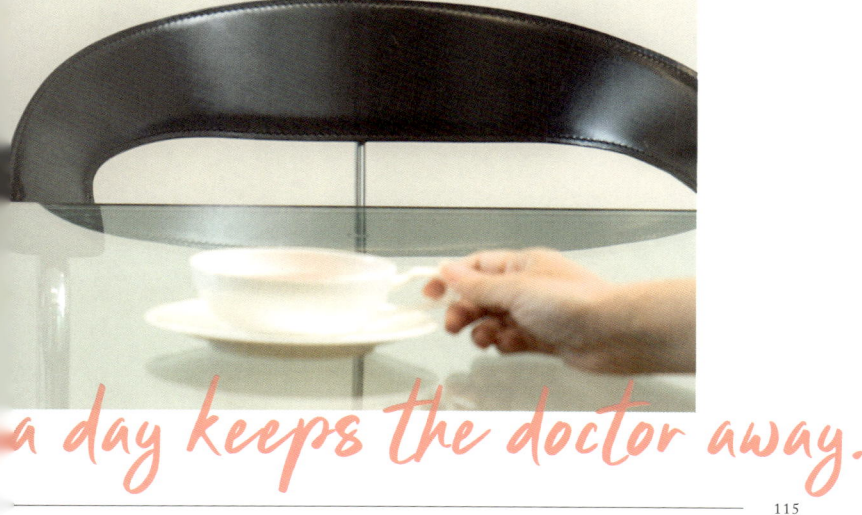

a day keeps the doctor away.

ラム肉のペパーミント炒め

ラム肉を加える前に必ずクミンをパチパチと音がするまで炒めて香りを出すのがポイント。

○ 材料（４人分）

ラム肉薄切り … 300g
玉ねぎ … 1個
にんにく … 3片
A ひよこ豆 … 40g
│ 水 … 1カップ
オリーブオイル … 大さじ1
クミンシード … 小さじ1

ペパーミント … 適量
塩 … 小さじ1弱
胡椒 … 少々
ネロリハーブカレースパイスミックス（オンラインより購入可能〈P140参照〉、カレー粉でも可）… 大さじ2

○ 作り方

1 ボウルにAを入れ冷蔵庫で一晩おく。鍋につけ汁ごとあけて中火にかけ、沸騰したら弱火で30〜40分アクを取りながら茹でる。ひよこ豆がやわらかくなったら火からおろし、ゆで汁につけたまま冷ます。

2 玉ねぎは薄切りにする。にんにくはみじん切りにする。

3 フライパンにオリーブオイルとにんにく、クミンシードを入れて弱火にかけ、パチパチと音がしてきたらラム肉を入れて炒め、玉ねぎを加えてさらに炒める。

4 水気を切ったひよこ豆、塩、胡椒、ネロリハーブカレースパイスミックスを入れて炒めたら、ペパーミントを加えて混ぜ合わせる。

[この植物に注目！]　ペパーミント(生)

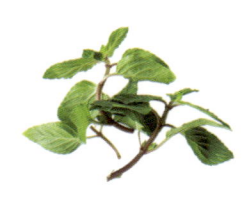

食べすぎ・飲みすぎなどで胃の調子が悪いときに消化を助け、腹痛や胸焼けなどの症状を緩和してくれるといわれるハーブ。殺菌・消毒作用もあります。そのほか、鎮静作用があり、精神的な緊張を和らげ、心身をリラックスさせてくれる効果が期待され、幅広く活用されています。

ラム肉とクミン、
そして、ペパーミントが好相性。
お酒がすすみますよ！
——Ayumi

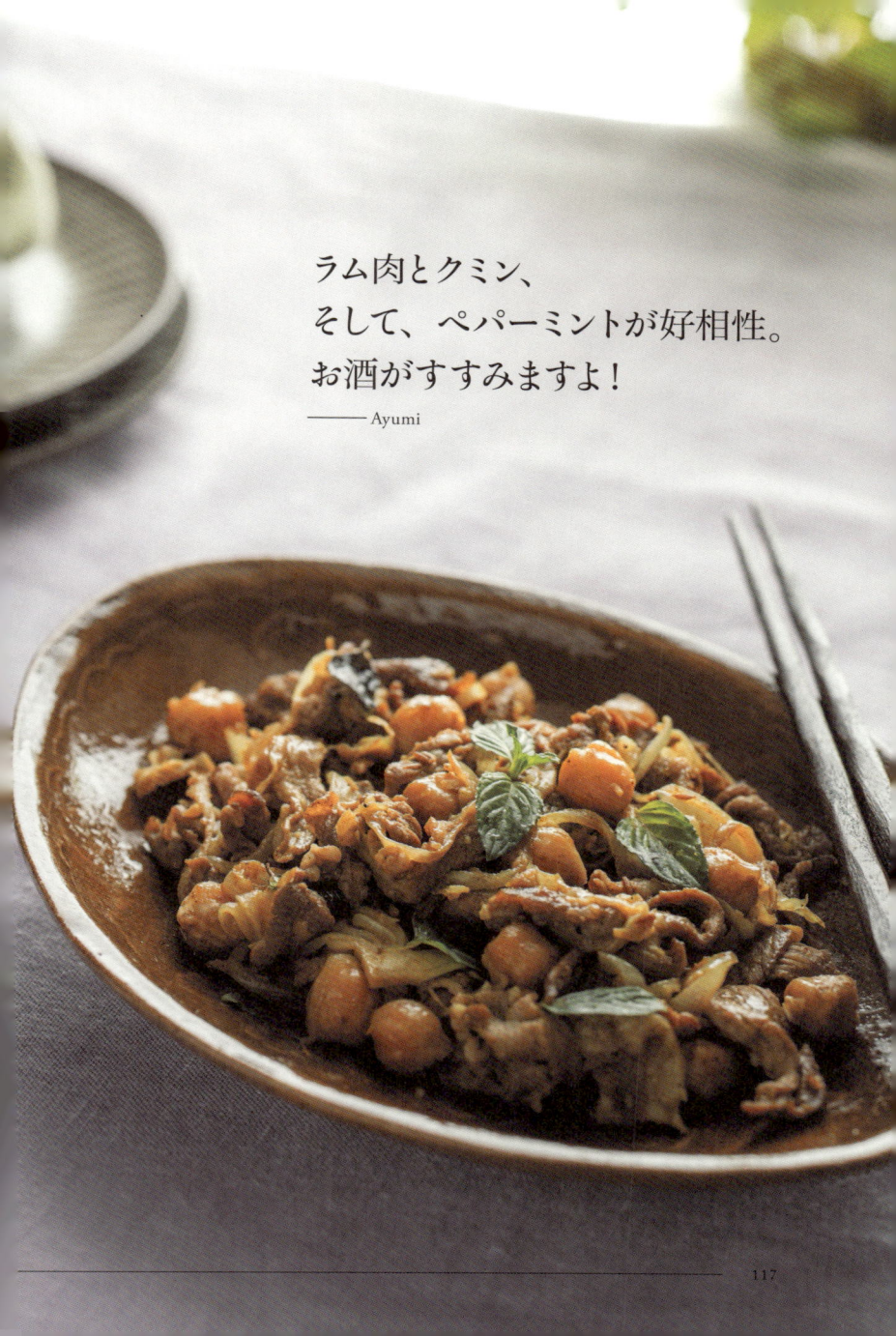

ハーブ
凝縮料理
❷

ごぼうの クミンバルサミコ酢きんぴら

常備菜として欠かせないきんぴらごぼうの進化系。
バルサミコ酢を使うことで、少し洋風に。

○ 材料（4人分）

ごぼう … 150 g

にんじん … 50 g

クミンシード … 小さじ 1

オリーブオイル … 大さじ 1

A バルサミコ酢 … 大さじ 1

　 きび砂糖 … 小さじ 1

　 醤油 … 大さじ 1

○ 作り方

1　ごぼう、にんじんは千切りにする。

2　フライパンにオリーブオイルとクミンシードを入れて弱火にかけ、パチパチと音がしてきたら1を加えて炒める。

3　野菜がやわらかくなってきたらAを加え、煮汁が少量残るぐらいまで炒めたら完成。

[この植物に注目！]　クミンシード

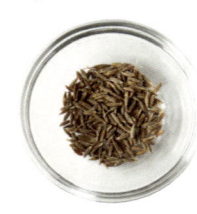

エジプト原産のセリ科の一年草で、クミンシードとはクミンの種子。クミンに含まれる、クミンアルデヒドやリモネンという成分は消化器官の働きを活性化させる作用があるといわれ、クミンアルデヒドの特有の香りの作用により食欲増進効果が期待できます。下痢や腹痛のトラブルにも効果が期待されています。

千切りにしていますが、
食感を楽しむなら
短冊切りなどでも構いません
—— Ayumi

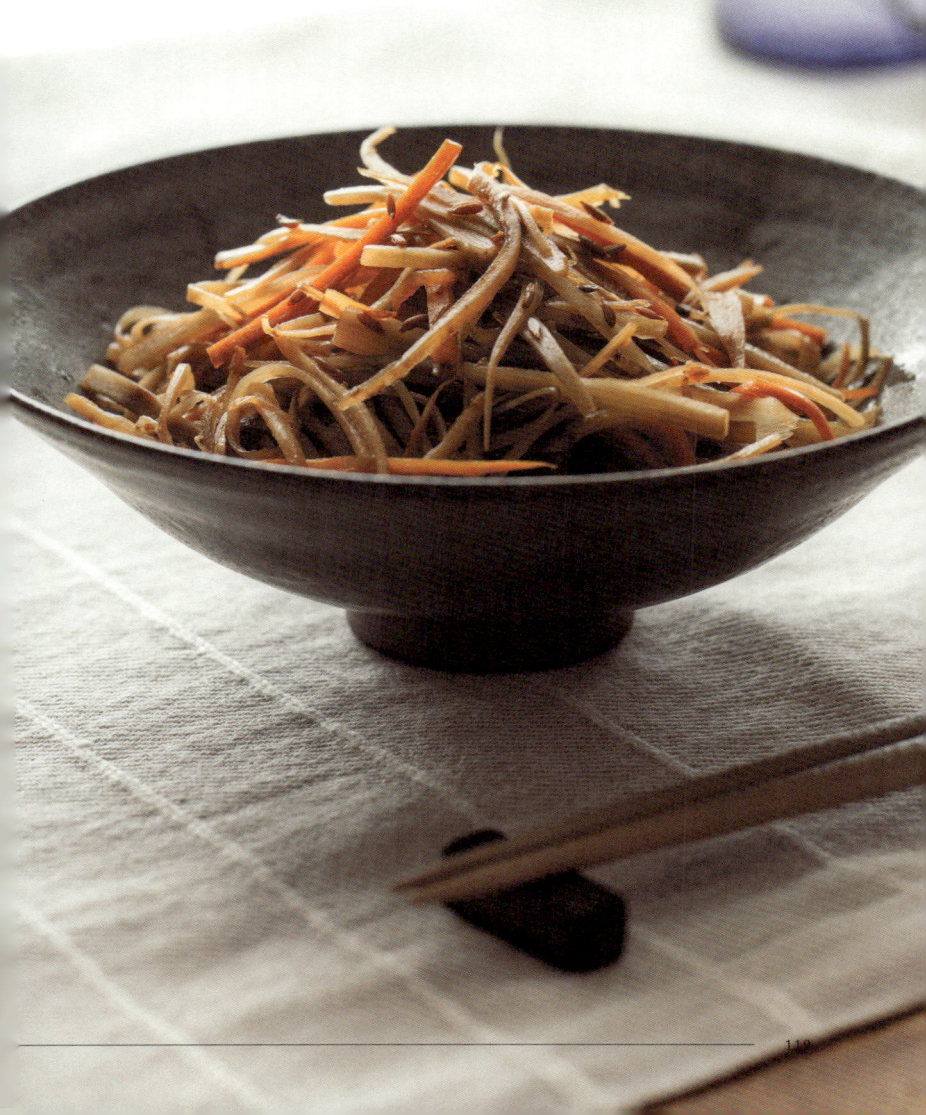

魚は鯛じゃなくてもおいしいです。
ホームパーティでは毎回、
これで女友達をもてなします

—— Ayumi

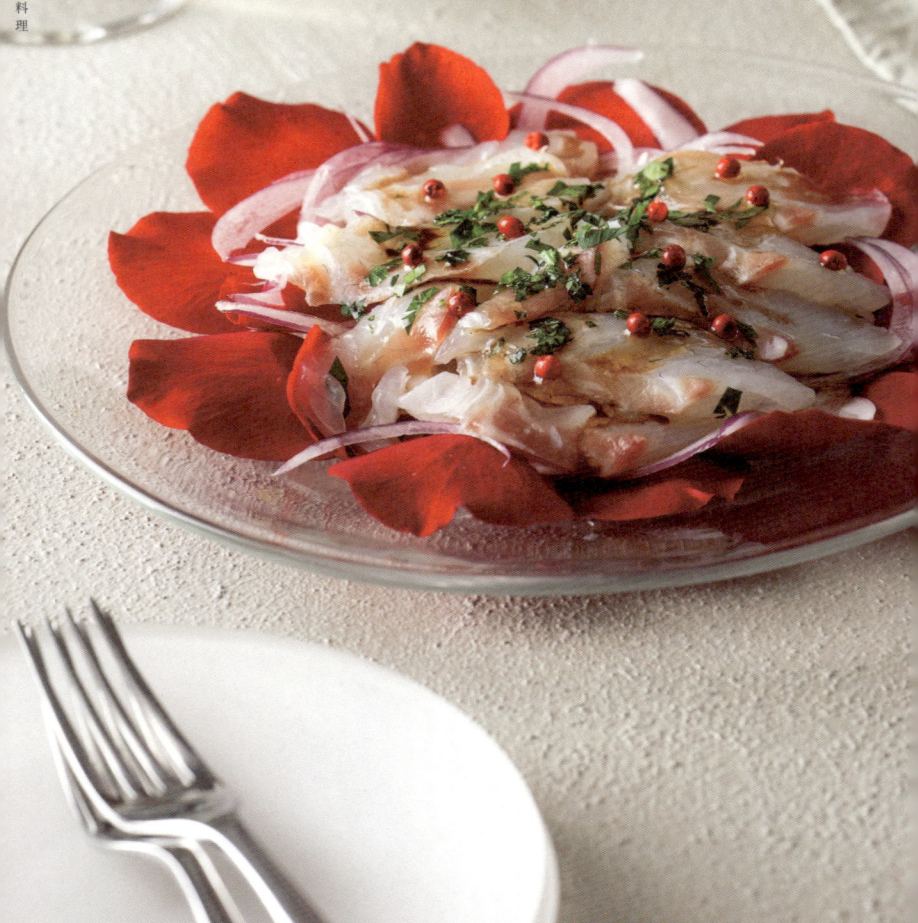

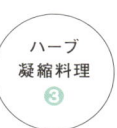

生バラと鯛のカルパッチョ

毎年、食用のバラが咲く
5月だけ楽しむことができる生バラのカルパッチョ。

○ 材料（4人分）

生バラ（食用） … 1輪

鯛の刺身 … 150 g

紫玉ねぎ … 1/4個

塩 … 少々

イタリアンパセリ … 適量

ピンクペッパー … 少々

バルサミコ酢 … 小さじ1

エキストラバージンオリーブオイル … 大さじ1

○ 作り方

1　鯛は薄いそぎ切りにする。紫玉ねぎは薄切りにして水にさらし、水気をふく。イタリアンパセリは粗みじんに切る。

2　器に洗った生バラの花びらをはがしながら敷き、紫玉ねぎ、鯛をのせて塩、イタリアンパセリ、ピンクペッパー、バルサミコ酢、エキストラバージンオリーブオイルをかけていただく。

[この植物に注目！]

バラ（食用・生）

女性の生殖器への作用は絶大といわれ、生理痛、更年期症状、PMS（月経前症候群）などに期待されています。優れた保湿効果と抗酸化作用をもち、美肌に導いてくれるほか、ほてり、炎症を鎮める効果も。バラの香りにはリラックス効果があり、自律神経の調整にも寄与するといわれています。

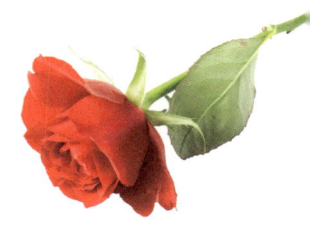

クレソンと鴨肉の シャンパンしゃぶしゃぶ

鴨は脂がのる晩秋から真冬にかけてが、いちばんおすすめ。コクのある鴨の脂には、香りの強い野菜が合います。

○ 材料（4人分）

鴨肉薄切り … 400 g

クレソン … 200 g

シャンパン … 1本

水 … 500 mL

＜マスタード＞

作りやすい分量

A イエローマスタードシード
　 … 大さじ5
　 ブラウンマスタードシード
　 … 小さじ1

白ワインビネガー … 大さじ5

胡椒 … 少々

＜フレンチドレッシング＞

作りやすい分量

塩 … 小さじ1

胡椒 … 少々

きび砂糖 … 小さじ3

白ワインビネガー … 大さじ3

サラダ油 … 大さじ12

○ 作り方

1　マスタードは事前に作っておく。Aを消毒した瓶に入れ、ひたひたになるくらいのぬるま湯（分量外）を加えて粗熱がとれたら冷蔵庫に入れ、一晩おく。白ワインビネガー、胡椒を加えてよく混ぜる。

2　ボウルにフレンチドレッシングの材料を全て入れてよく混ぜる。フレンチドレッシング大さじ5とマスタード大さじ8を混ぜ合わせて4等分にする。

3　クレソンは食べやすい大きさに切る。

4　鍋にシャンパン、水を入れて沸騰したら鴨肉とクレソンをしゃぶしゃぶする。2につけながらいただく。

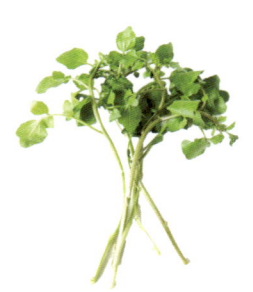

[この植物に注目！]

クレソン（生）

「オランダガラシ」とも呼ばれる水生植物。ワサビなどと同じ「シニグリン」という辛み成分が含まれ、食欲増進、脂肪の消化促進、免疫力の増強などが期待されます。その他、β－カロテン、カリウム、カルシウムなどを含み、一説には「野菜の中で最も優れた栄養素を持つ」といわれるほど！

爽やかな辛みを持つクレソンとは
最高の組み合わせです

—— Ayumi

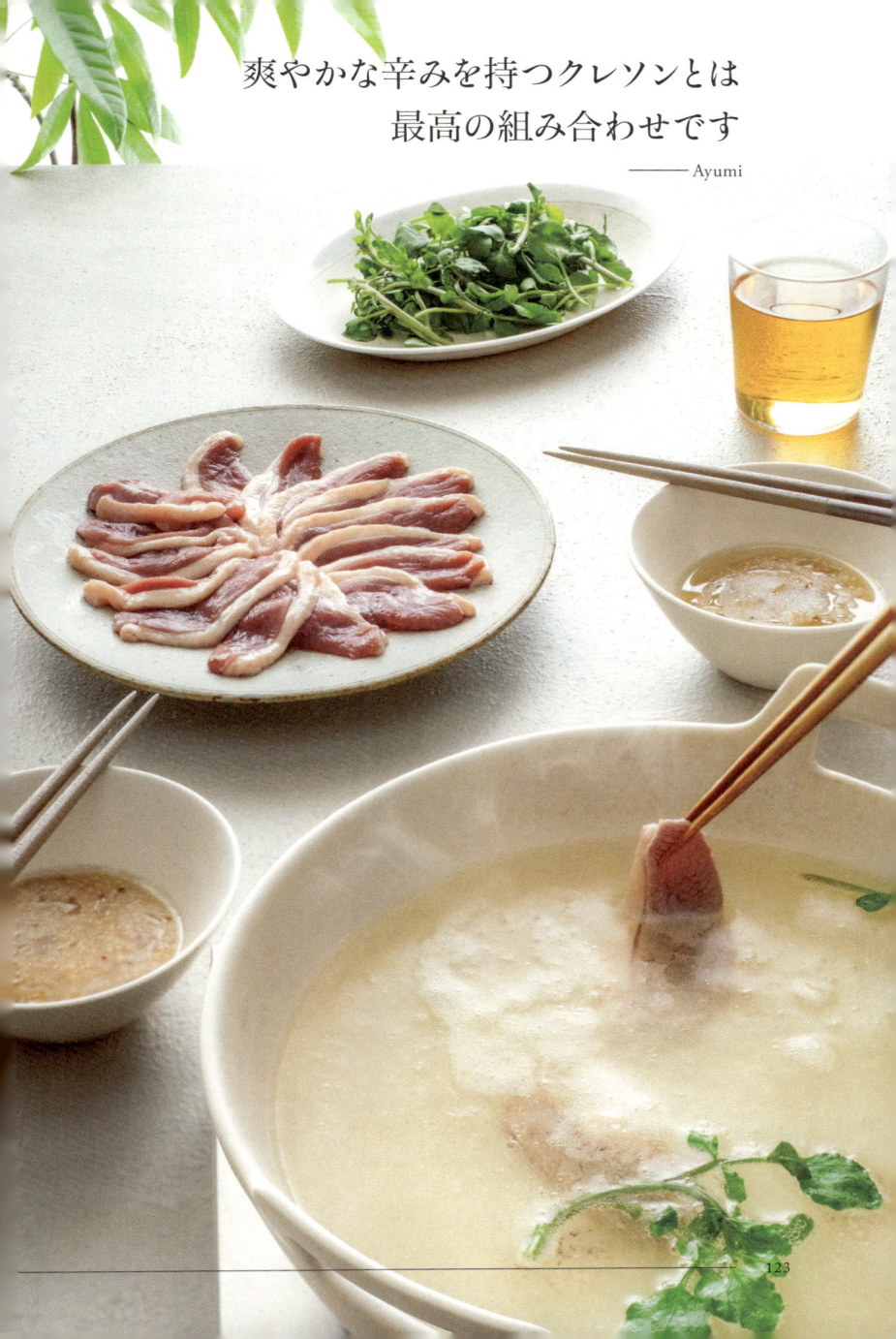

ハーブ
凝縮料理
⑤

チキンのネロリハーブ塩麹焼き

ネロリハーブ塩麹は肉や野菜を漬けておくだけで
やわらかくなります。
調味料もいらないし、パスタや炒飯に和えても美味。

魔法の調味料・塩麹 × ハーブの
オリジナルブレンドなんて
最強だと思いません？

―― Ayumi

ネロリハーブ塩麹

○ 材料（作りやすい分量）
米麹 (乾燥 or 生麹) … 100 g
水 (常温) … 100mL(乾燥麹の場合は
　150mL 〜 200mL)
A 塩 … 28g
　ドライバジル … 小さじ 1/2
　ドライオレガノ … 小さじ 1/2
　ドライローズマリー … 小さじ 1/2
　フェンネルシード … 小さじ 1/4
　にんにく (すりおろし) … 1 片分

○ 作り方
1　米麹は、パラパラな状態にするため清潔な手でほぐす。
2　消毒した容器に 1 と A を入れて容器のふたを閉め麹と
　　塩をよく混ぜたら水を加えて、さらに混ぜる。
3　直射日光の当たらない場所で 5 〜 7 日間、1 日に 1 回
　　よく振って混ぜて保存し、麹の粒がやわらかくなったら
　　完成。

※「乾燥麹」の場合、分量の水では麹全体が水に浸からない
場合がある。 その際は、麹が浸かるくらい水を足す。
※夏は発酵が早く進む。
※冷蔵庫で 1 カ月を目安に使い切る。

○ 材料（4 人分）
鶏もも肉
　… 4 枚 (約 1 kg)
ネロリハーブ塩麹 … 大さじ 6
オリーブオイル … 大さじ 1
<付け合わせ>
マッシュルーム … 4 個
ズッキーニ … 1 本
ネロリハーブ塩麹 … 大さじ 1/2

○ 作り方
1　鶏肉にネロリハーブ塩麹をもみ込み、約 15 分お
　　く。
2　マッシュルームは縦 1/4 に切る。ズッキーニは
　　半月切りにする。
3　フライパンにオリーブオイルを入れて火にかけ、
　　1 を皮目を下にして入れ、焼き色がついたら裏返
　　し、蓋をして弱火で 7 〜 10 分蒸し焼きにする。
　　鶏肉に火が通ったら取り出す。
4　3 のフライパンを温め、2 を入れ、ネロリハーブ
　　塩麹を加えて炒め合わせる。
5　3 の鶏肉を食べやすい大きさに切って器に盛り、
　　4 を添える。

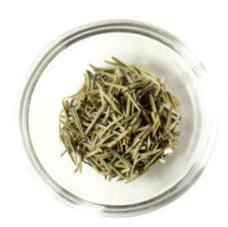

[この植物に注目！]　　ドライローズマリー

記憶力や集中力を高める作用があるとされ、強壮薬としても評価を受けて
きた植物。精神を高揚させ、軽いうつ病を和らげる効果もあるといわれて
います。また、消化機能を高めることで新陳代謝を促進するといわれ、細
胞の老化を穏和する抗酸化作用があることから、「若返りのハーブ」とも
呼ばれてきました。

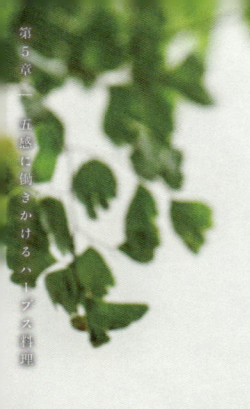

女性のためのハーブともいえる
ローズティーを使うと
ほんのり赤く色づき、美しいですよ
——Ayumi

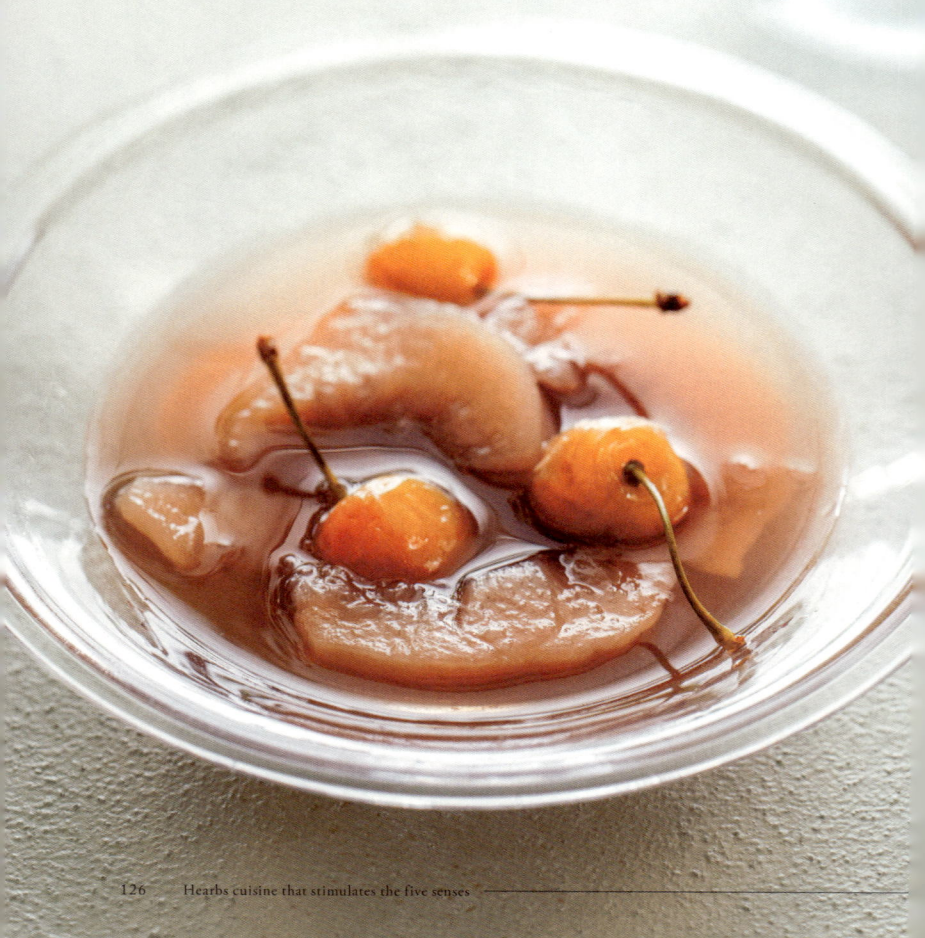

白桃とさくらんぼの
ローズティーコンポート

簡単なのに本当においしいデザートNo.1。
リンゴやバナナなどで作ってもいいでしょう。

○ 材料（4人分）

ローズティー … 5 g

お湯 … 350 mL

ハチミツ … 大さじ 4

白桃 … 1 個

さくらんぼ … 8 個

○ 作り方

1　白桃は8等分のくし切りにする。

2　ローズティーをお茶パックに入れて小鍋に入れ、お湯を注ぎ蓋をして約3分蒸らす。

3　ローズティーを取り出し、ハチミツ、白桃、さくらんぼを加えて弱火で約10分煮る。粗熱をとり、冷蔵庫で冷やす。

[この植物に注目！]

ローズ（乾燥）

美肌を保ち、月経にまつわる女性特有の不調に働きかける作用があるほか、タンニンの収れん作用が下痢を抑えるといわれています。また、口内炎やのどの炎症を抑える作用もあります。その他、肝臓や胃腸の疲れ、風邪や便秘などを緩和させる作用も期待されています。

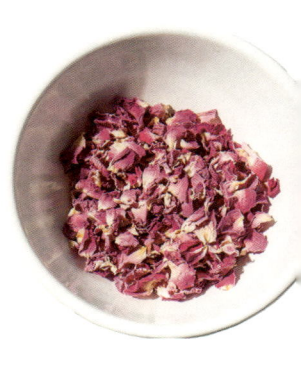

ハーブ
デザート
❷

神コーラ

家に来た方に出すと、みなさんに喜ばれるコーラ。原液のままかき氷のシロップにしたりアイスやヨーグルトにかけたりするのもおすすめ。

○ 材料（作りやすい分量）

A シナモン … 4本

　ナツメ（乾燥）… 5個

　ジンジャー（ドライスライス状）… 8枚

　クコの実 … 大さじ2

　マカパウダー … 小さじ2

　ジャスミンフラワー … 大さじ2

　レモンピール … 小さじ1

　クローブ … 3粒

　カルダモン … 10粒

　ベイリーフ（ローリエ）… 1枚

水 … 750mL

黒糖 … 500g

炭酸水 … 適量

○ 作り方

1　鍋にAと水を入れて沸騰させ、火を止めてそのまま冷ます。

2　Aを除き黒糖を加え、弱火で約10分煮て冷ます。
　※消毒した瓶に詰めて冷蔵庫で保存
　神コーラ1：炭酸水4〜5の割合で飲むのがおすすめ。

［この植物に注目！］　シナモン（スティック）

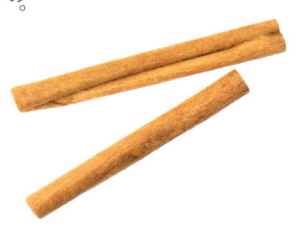

クスノキ科の樹木の樹皮から採られる香辛料。薬効の幅が広く、さまざまな生薬と組み合わせて漢方薬にもなっています。マグネシウム、カルシウム、カリウム、ビタミンA、鉄などが豊富で、シナモンに含まれているプロアントシアニジンはポリフェノールの中でも最も抗酸化作用が強いといわれています。

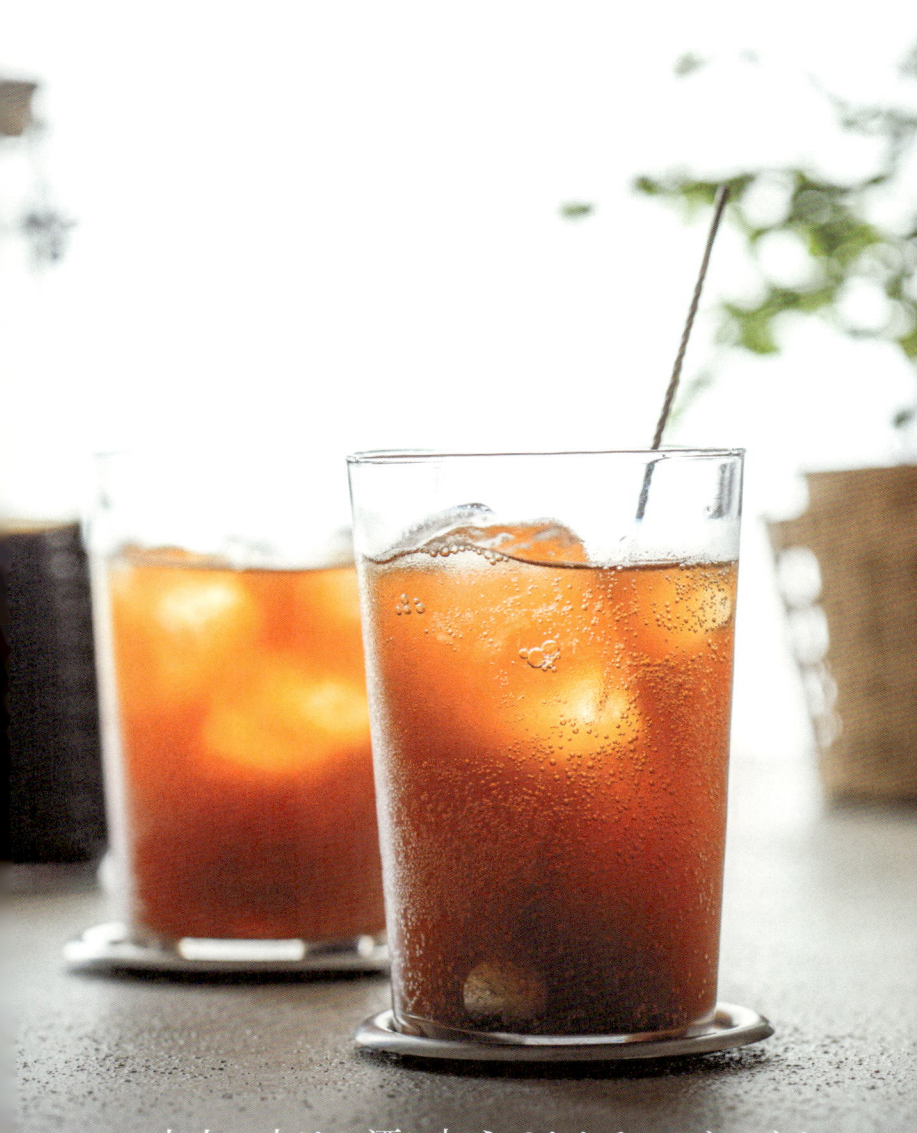

大人の方はお酒に加えてカクテルにしても！

—— Ayumi

ゾンビが住む部屋にはグリーンはないと思う

　好きな人と過ごしているとき、目覚めが爽やかなとき、美味しいものを食べているとき、眠りにつく5分前——人それぞれ、幸せを感じるときは違いますが、笑顔ですべてのことに感謝できる。それは人間の当たり前なのです。本来、健康体なのにいつも家を出るギリギリの時間に起きて、スマホ片手に食事をとり、お風呂にも入らず寝落ちなんて生活をし、週末は寝たり起きたりの人がいるとしたら、それは"ゾンビ"一歩手前だと私は思います。「集中」という言いわけで、自分を幸せにしてあげる視野が狭くなっていると言わざるを得ません。それでは心身ともに不健康にな

る一方です。

　そんな生活を続けている人は、今すぐ自分のことを大切にしてあげましょう。自分の気持ちを最優先に考えて、自分の価値観を中心に生きてみて！

　では、どうやって自分を大切にするか？　それには、家にグリーンを置くこと。部屋をリトルガーデンにすることなのです。「え、それだけ？」と思うかもしれませんが、自分を大切にしていない人は家にグリーンを置く余裕もないもの。実は部屋に植物や生花を飾ることで、脳内物質のオキシトシンが出て、幸福度が高まります。オキシトシンとは「愛情ホルモン」や「幸せホルモン」とも呼ばれています。

　さらに植物のグリーンは、可視光線のちょうど中間にあり、人間にとって負担の少ないカラー。パソコンやスマホのブルーライトで疲れた目は、緑を見ることで癒されます。観葉植物を育てても、生花をお好みの花瓶に入れるだけでもOK！　植物は家のインテリアになるので、部屋をもっときれいにしようと思うはずです。

　もちろん、ハーブティーを飲んだり、毎日の食事に野菜や果物を取り入れたりするのもリトルガーデンの一部だと私は思います。

休日は公園や海に行って大地とつながろう！

裸足で海に入ったり、公園の芝生を裸足で歩いたり、海辺の砂の上で寝てみたり、ときに畑仕事をしたり……最近、あなたはいつ大地に触れましたか？ これらの行為はすべてアーシング（Earthing）といいます。

家電から漏れた電流を地面に流すための「アース」の状態を示す言葉です。漏電した電気を地面に逃がし、感電事故を防ぐ重要な役割を担っています。

人間も同様です。足の裏から大地のエネルギーを取り入れ、体内に溜まった電磁波や静電気を排出します。昔の人たちはみんな大地のエネルギーの重要性を知っていたので

す。地面に座ったり、寝たりして、人間の負のエネルギーを大地に流していたのです。

何百年、何千年と続いていたアーシングですが、たった100年ほどでその機会は減りました。

みんなスマホを持ち歩き、家でもプラスチックに囲まれた生活をし、自然との調和とは無縁。衣類に触れた途端、ビリッ！　とくる、あの刺激は、人間が帯電している証拠です。

では、私たちは何をすればいいのでしょうか？

最低でも週1回、休みの日に自然に触れるようにしましょう。例えば、温泉に行くもよし、海辺に行って水に触れるもよし、近くの公園や神社に行くのもよし、芝生の上で寝転ぶもよし。アーシング自体は30分〜1時間もあれば十分です。ちなみにコンクリートで裸足になっても意味がないので、必ず土や海など自然のものに触れるようにしてくださいね。それもできないという方は、2〜3秒でいいので、近所に生えている木の葉や草に触れてみるだけでも、アーシング効果はあります。

からだに過度に溜まった電気を放出して本来の状態に戻すことで、疲労回復、痛みの軽減、自律神経が整う、睡眠の質の改善につながるなどの研究結果も報告されています。

1日の情報量は江戸時代の1年分!?

　ある調査によると、現代人が1日に受け取る情報量は江戸時代の1年分、平安時代の一生分にあたるそうです。

　一方で、人の脳は解剖学的に、20万年前とほぼ変わってないとか。私たちの脳ってちゃんと時代に適応していけるのかしら？って思いません？

　例えば、「忘れものばかりして、自分って馬鹿だな」とか、子どもに「一度言ったことを、どうして覚えられないの？」って言うのを耳にしますが、忘れて当然、覚えられなくて当たり前。なぜなら、脳はなんにも変わっていないのに情報量だけ増えていき、容量不足な状態に陥っているのです

から。

　そして、テクノロジーが発達した今、どこにいても仕事ができるし、返事ができてしまいます。気づいていないけれど、脳はずっと緊張したままで、疲れていると言わざるを得ません。脳疲労とは、情報過多が続きオーバーヒートのような状態になることです。

　脳疲労を放置してそのまま過ごしていると、睡眠障害や味覚障害など何かしらからだに変化が起きてきます。また、脳機能自体も低下するので、物忘れが激しくなったり、イライラしたりする場合も。これは病気の一歩手前です。

　それでは、何をすればいいのでしょうか。

　簡単なことです。良質な睡眠をとればよいのです。ときにボーッとする時間を作って休憩をとることも大事。交感神経を活性化させるデジタル機器は、就寝の際は枕元に置かない。就寝1時間前に、ぬるめのお風呂に入ったり、軽いストレッチをしたりすると、良質な睡眠に誘われやすくなります。

　私自身、「NeRoLi herb」でカウンセリングをしていますが、ほとんどの人が脳疲労だと思っています。この脳疲労を治さないと、真に健やかで楽しい日々は訪れるはずもありません。人生を謳歌するために、そして、生き方を変えるために、まずは睡眠を変えて。今日からでも幸福になれますよ！

本書に出てきた
主な精油の
早見表

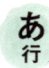
あ行

イランイラン

血圧を下げる作用があり、心拍数や呼吸を整える効果があるといわれています。緊張を和らげたいときや動悸を感じるときにおすすめです。

オレンジスイート

リラックス効果と高揚作用があるので、頑張りすぎたり疲れが出たりしたときにおすすめ。頭痛や消化器系にトラブルがあるときや、くすみが気になるときにも！

か行

カモミール ローマン

情緒を安定させる作用があることから、欧米では心理カウンセリングにも用いられています。鎮静剤や鎮痛剤としても、幅広く使用されています。

キャロットシード

デトックス効果が期待でき、むくみや老廃物の排出を促します。消化器系に働きかけ、食欲不振や消化不良の改善に期待。不安定な気持ちをポジティブにし、感情を開放させてくれるという精油です。

グレープフルーツ

ストレスなどで疲れた心や落ち込んだ心を刺激して、気持ちを高揚させる効果が期待され、脂肪の分解や燃焼を促進させます。

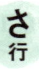
さ行

サイプレス

免疫力を高め、咳や喘息の症状を抑えます。体内の水分を調整する機能もあるため、老廃物の排出、むくみやセルライトの改善にも効果的。肌の引き締めにも！

ジュニパーベリー

冷えから悪化する腰痛や関節炎、膀胱炎、リウマチ痛などに効果的。また、水分バランスを整えるので、おなかの膨らみや、肥満、むくみ、動脈硬化などへの効果が期待できます。

ジンジャー

発汗することで体内の毒素や老廃物も排出され疲労回復や生活習慣病の予防などデトックス効果も期待。血行がよくなると冬はからだが温かくなり夏は夏バテの予防になります。

セージ

風邪や感染症に効果があると言い伝えられ、また、長寿のハーブとしても使用されてきました。鎮痛、鎮静作用のほか、悲しい気持ちや落ち込んだ気持ちを浄化すると古くから言われています。

ゼラニウム（ローズゼラニウム）

心とからだのバランスを整える作用があり、不安定な気持ちに働きかけイライラや緊張などを和らげるリラックス効果があります。ニキビ痕の改善にも。

た行

ティーツリー

抗炎症、抗感染症、鎮痛、鎮静の作用があり、患部に塗布することで肌の炎症にも働きかけます。　皮膚だけでなく、口臭・口内の炎症にも！

な行

ネロリ

神経の高揚からくる不眠症や高血圧、動悸を落ち着かせ、うつや不安、緊張などを和らげるといわれています。肌のターンオーバーを促すため乾燥肌、加齢肌のお手入れにもおすすめです。

は行

バジル

ストレス性の胃痛や頭痛に効くといわれています。女性ホルモンを調整する作用があり、月経痛や月経不順等の改善にも！　不安や自信のなさを落ち着かせ、神経質になりすぎてしまったり、頭で考えすぎてしまう人におすすめです。

フランキンセンス

心に落ち着きをもたらす作用があり、イライラや不安、心の乱れを整えてくれます。呼吸を深め、胸部の緊張緩和に。近年、アンチエイジング効果が注目の的です。

ペパーミント

中枢神経を刺激し、脳を活性化させて

くれるハーブ。眠気を吹き飛ばし、集中したいとき向き。熱を冷ます効果があるので、暑い夏にもぴったり。消化不良や吐き気にも効果が見込まれます。

ホーウッド

芳樟（ホウショウ）といい、クスノキの変種といわれています。ローズウッドの代用品としても注目されています。呼吸器系に働きかけるとして、風邪や感染症予防にもよいとされています。不安や緊張の緩和に作用し、精神を安定させる方向に導くとされます。

ま行

ミント

清涼感を与えるだけでなく、集中力の維持、ストレス軽減といった精神機能の改善や、頭痛・筋肉痛、関節痛を和らげる、風邪や消化器系の不調の緩和によいとされていて万能な精油のひとつです。

や行

ユーカリ（ユーカリ・グロブルス）

集中力を高めると同時に心を落ち着ける作用も期待されます。呼吸器系のト

ラブルへの対処に使われ、咳・喉の痛みや鼻づまり、気管支炎などにも効果が期待できます。

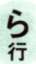

ら行

ラベンダー

感情の全体のバランスを整え、心を落ち着かせるハーブ。炎症、神経性の緊張、不眠、高血圧、動悸、頭痛の緩和など150種類以上の効能がすでに認められています。

レモン

不安や混乱を取り除き、リフレッシュさせ、明るい気持ちに。セルライトや高脂血症や動脈硬化の予防になるともいわれます。イボやウオノメなどの改善効果も期待されています。

レモングラス

免疫系、リンパ系、血液、体液の循環にいいといわれています。消化器系に働きかけ、食欲不振や消化不良、過敏性腸症候群などに効果があるとされます。虫よけにも効き目があります。

ローズ

女性の不調に関わりが深く、女性ホル

モンの調整作用、子宮強壮作用や、生殖機能に関わる不調にもいいといわれます。心を癒し、穏やかに元気を取り戻してくれる作用も期待できます！

ローズマリー

精神を高揚させ、無気力やうつ症状に効果があるとされています。脳の血流量を増やすので、集中力をアップさせるほか、筋肉弛緩効果にもつながり、筋肉痛やこりにも！

About NeRoLi herb

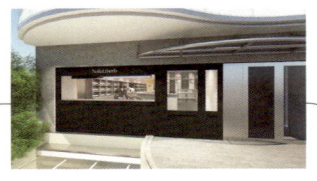

SHOP INFO

Cafe Bar NeRoLi herb

ハーブやフルーツを使ったソフトドリンクやお菓子、カクテルからお料理、デザートまで、その香りや風味を最大限に引き出した逸品が揃っています。店頭では、オリジナルブレンドのハーブティーやハーブ雑貨などもお求めいただけます。

🏠 東京都港区北青山 3-9-2 AQUA1F
☎ 03-5432-9265
🕚 11：00 〜 20：00　🈲 水曜、第 3 火曜
HP https://www.neroliherb.com/
📷 @neroli_herb

○オンラインからも商品が購入可能！

https://www.neroliherb.com/collections/all

植物療法に基づく極上ヘッドスパも！

veil de NeRoLi herb

NeRoLi herb プロデュースによる直営ヘアサロン。厳選されたオーガニック製品を用いて、ヘッドスパやヘナカラーなど、本格的なヘアケアメニューを堪能できます。

東京都世田谷区代沢 3-14- 4 COM'S DAIZAWA2F
☎ 03-5779-8531
🕘 9：00 〜 19：00（最終受付 17：00）　🈲 火曜、臨時休業あり
HP https://www.veil-phyto.com/
📷 @phytotherapy.veil_staff

Podcast 番組も大好評！

> あゆみさんが、湘南乃風 若旦那こと新羅慎二さんに「植物で健康になる方法」を伝授する

『植物最高 Radio』も話題！

ざっくばらんなトークの中、役立つ情報が満載です。

○ Spotify や Apple Podcast 等の各プラットフォームから

🔍 植物最高Radio　と検索！

おすすめ List

ハーブや精油、また各種保存容器などのお求め先をご紹介します！

カリス成城

ハーブと天然精油のプロ集団。1983 年に創業、現在、約 350 種類のハーブ、約 150 種類のエッセンシャルオイル、10 数種類のキャリアオイルを世界各地から直輸入しています。オーガニック原料の輸入にも長年の実績を誇り、多彩な商品開発も展開。

HP http://www.charis-herb.com/

成城本店 東京都世田谷区成城 6-15-15 ☎ 03-3483-1981
🏪 10：00 〜 18：30 **休** 年末年始 📷 @charisseijo

他、全国各地に店舗あり

PRANARŌM 健草医学舎

自然に近い環境で栽培した植物から採油し、低圧で時間をかけ水蒸気で抽出する蒸留法で製造した、混ざりのない純粋なケモタイプの精油製品が揃います。120 種類にも及ぶ精油を取り揃えているため、あらゆるニーズに対応。

HP https://www.pranarom.co.jp/

全国各地に販売店あり。詳細はホームページでご確認を。

(ハーブティーの保存なら)

HARIO

耐熱ガラス製品の草分け的メーカー。中でも、「フィルターインボトル」は、ハーブティーを作ったり保存したりするのに大活躍。他にも、ティーポットやカップ＆ソーサーなど、幅広いラインアップが魅力です。

HP https://www.hario.com/ 📷 @hario_official

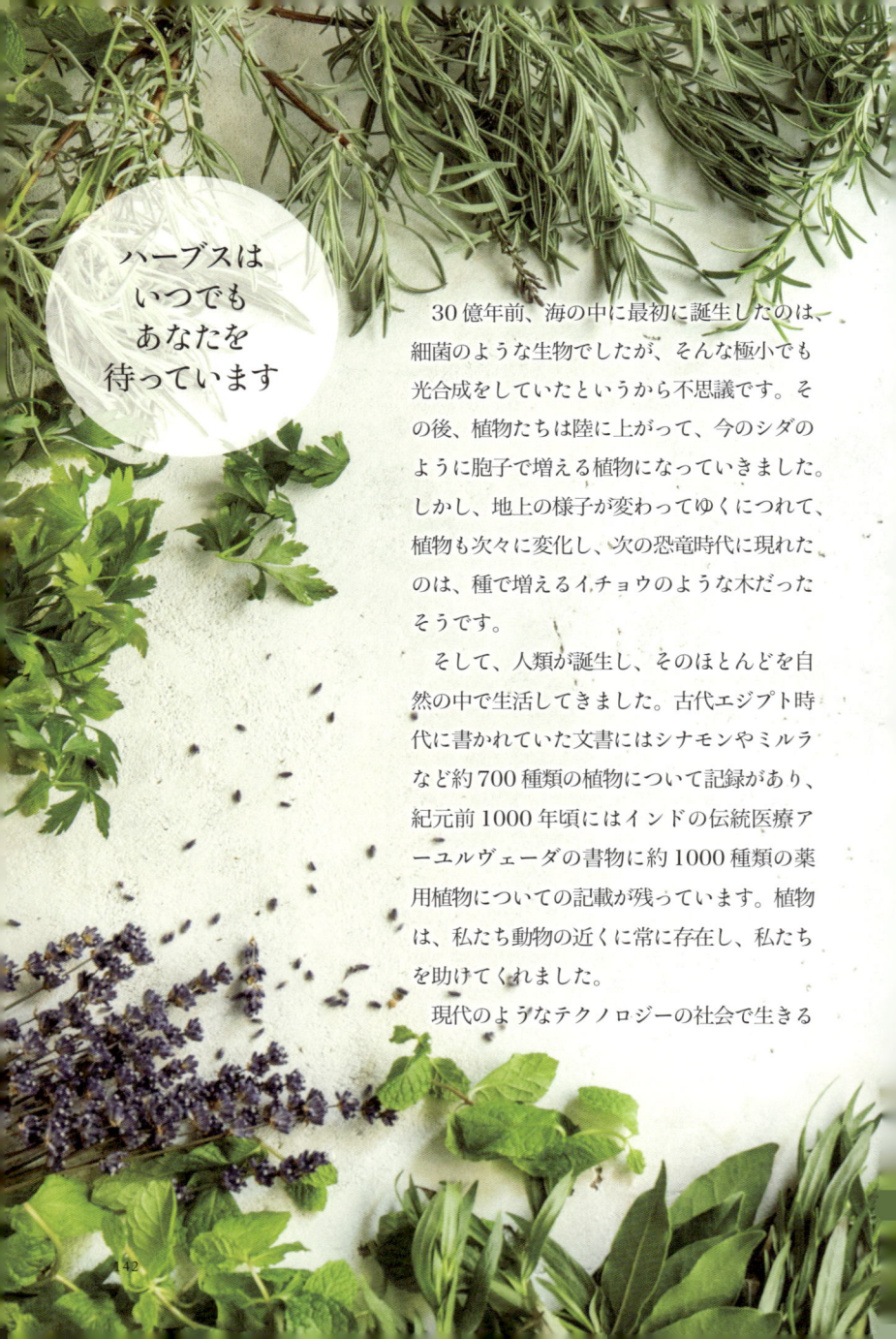

ハーブスは
いつでも
あなたを
待っています

　30億年前、海の中に最初に誕生したのは、細菌のような生物でしたが、そんな極小でも光合成をしていたというから不思議です。その後、植物たちは陸に上がって、今のシダのように胞子で増える植物になっていきました。しかし、地上の様子が変わってゆくにつれて、植物も次々に変化し、次の恐竜時代に現れたのは、種で増えるイチョウのような木だったそうです。

　そして、人類が誕生し、そのほとんどを自然の中で生活してきました。古代エジプト時代に書かれていた文書にはシナモンやミルラなど約700種類の植物について記録があり、紀元前1000年頃にはインドの伝統医療アーユルヴェーダの書物に約1000種類の薬用植物についての記載が残っています。植物は、私たち動物の近くに常に存在し、私たちを助けてくれました。

　現代のようなテクノロジーの社会で生きる

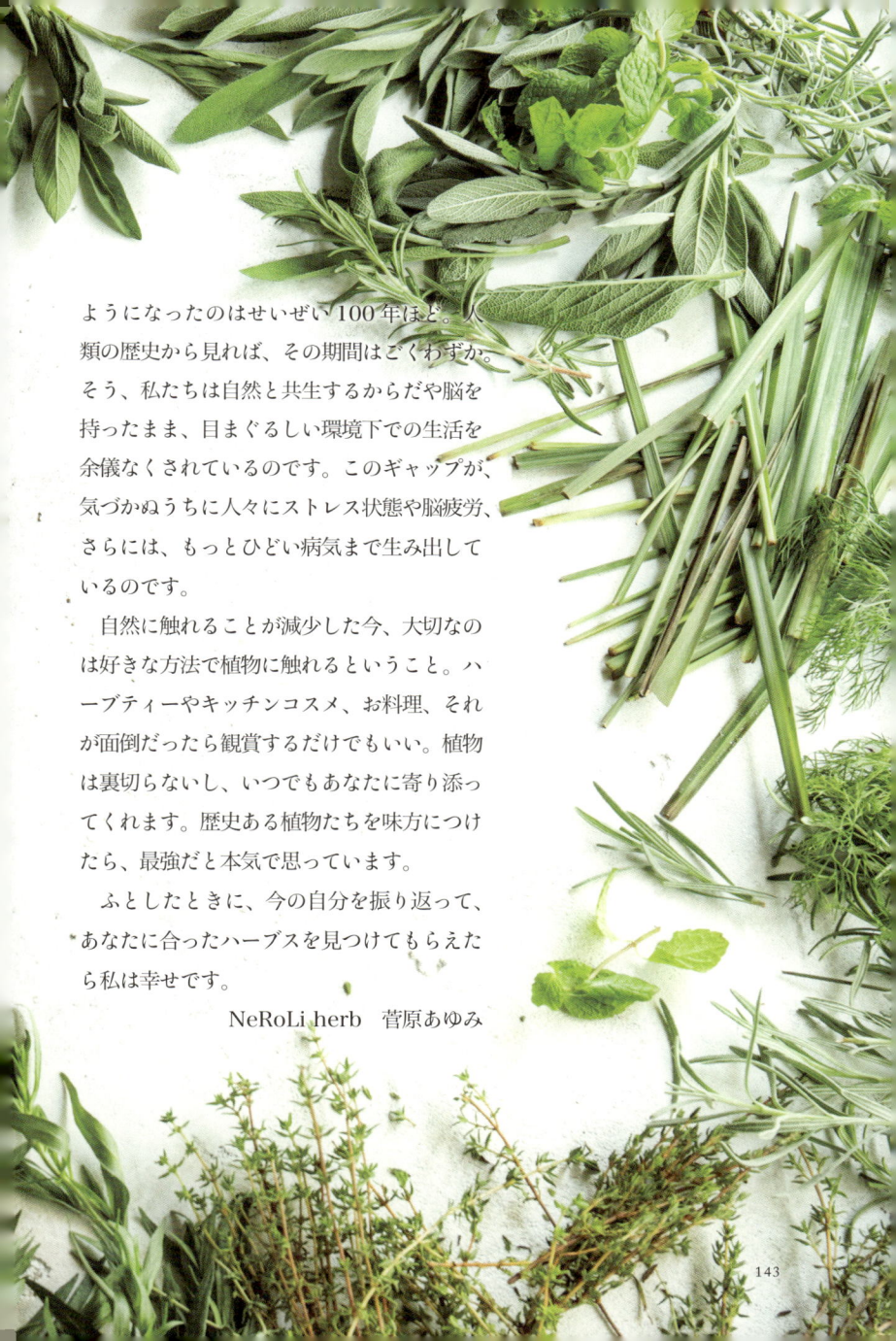

ようになったのはせいぜい 100 年ほど。人類の歴史から見れば、その期間はごくわずか。そう、私たちは自然と共生するからだや脳を持ったまま、目まぐるしい環境下での生活を余儀なくされているのです。このギャップが、気づかぬうちに人々にストレス状態や脳疲労、さらには、もっとひどい病気まで生み出しているのです。

　自然に触れることが減少した今、大切なのは好きな方法で植物に触れるということ。ハーブティーやキッチンコスメ、お料理、それが面倒だったら観賞するだけでもいい。植物は裏切らないし、いつでもあなたに寄り添ってくれます。歴史ある植物たちを味方につけたら、最強だと本気で思っています。

　ふとしたときに、今の自分を振り返って、あなたに合ったハーブスを見つけてもらえたら私は幸せです。

　　　　NeRoLi herb　菅原あゆみ

Author	菅原あゆみ

Staff

Photo	武蔵俊介、大見謝星斗 (Model ／ともに世界文化 HD)
Styling	綱渕礼子、下條絵美 (p.104 〜 129)
Cooking	河村祐茉
Cooking Assistant	三井沙知
Model	松川梨乃
Management	弓 乙女
Shooting Cooperation	西川 真
Sales	木村明希子
Promotion	石井洋子
Production	中谷正史
Art direction & Design	太田玄絵
Special thanks to	ANNA. (SHIMA)、柴田季保、松永聖美、UTUWA、杉浦拓実、玉造晶子
Composition & text	橋本優香
Edit	宮本珠希

植物はどんなときも私の味方！

幸せになるためのハーブレシピ

発行日	2024 年 11 月 10 日　初版第 1 刷発行
	2025 年 4 月 15 日　　　第 2 刷発行

著者	菅原あゆみ
発行者	光木拓也
発行	株式会社世界文化社
	〒 102-8187　東京都千代田区九段北 4-2-29
	Tᴇʟ：03-3262-4136（編集部）
	Tᴇʟ：03-3262-5115（販売部）
DTP	株式会社アクティナワークス
印刷・製本	株式会社 DNP 出版プロダクツ

©Ayumi Sugawara, 2024. Printed in Japan
ISBN　978-4-418-24422-5